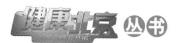

北京电视台《健康北京》栏目组／主编

Qiaoxiang Naojingzhong

敲响脑警钟

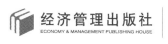

经济管理出版社
ECONOMY & MANAGEMENT PUBLISHING HOUSE

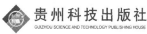

贵州科技出版社
GUIZHOU SCIENCE AND TECHNOLOGY PUBLISHING HOUSE

图书在版编目（CIP）数据

敲响脑警钟 / 北京电视台《健康北京》栏目组主编 .—北京：经济管理出版社，2016.1
（健康北京丛书）

ISBN 978-7-5096-3415-8

Ⅰ . ①敲… Ⅱ . ①北… Ⅲ . ①脑病—防治 Ⅳ . ① R742

中国版本图书馆 CIP 数据核字（2014）第 229245 号

图书在版编目（CIP）数据

敲响脑警钟 / 北京电视台《健康北京》栏目组主编 . — 贵阳：贵州科技出版社，2016.1
（健康北京丛书）

ISBN 978-7-5532-0335-5

Ⅰ . ①敲… Ⅱ . ①北… Ⅲ . ①脑病 – 防治 Ⅳ . ① R742

中国版本图书馆 CIP 数据核字 (2014) 第 291379 号

策划编辑：杨雅琳
责任编辑：杨雅琳　马玉丹　李艳辉　熊兴平
责任印制：司东翔
责任校对：陈　颖

出版发行：经济管理出版社
（北京市海淀区北蜂窝 8 号中雅大厦 A 座 11 层　　100038）

网　　　址：www.E-mp.com.cn
电　　　话：（010）51915602
印　　　刷：北京文昌阁彩色印刷有限责任公司
经　　　销：新华书店
开　　　本：720mm×1000mm /16
印　　　张：13.25
字　　　数：203 千字
版　　　次：2016 年 3 月第 1 版　2016 年 3 月第 1 次印刷
书　　　号：ISNB 978-7-5096-3415-8
定　　　价：48.00 元

专家介绍 ||||||||||||

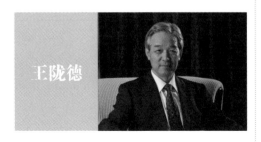

王陇德

王陇德，男，中华预防医学会会长、中国工程院院士，原国家卫生部党组副书记、副部长。现还担任第十二届全国人大常委、教科文卫委员会副主任委员，国家卫生计生委疾病预防控制专家委员会主任委员、脑卒中筛查与防治工程委员会副主任，国家食物与营养咨询委员会副主任，中国健康促进联盟主席等职。长期在公共卫生领域从事行政管理、流行病学和公众健康促进专业研究工作。提出并领导组建了全国医疗机构传染病和突发公共卫生事件网络直报系统；研究提出了以控制传染源为主的血吸虫病控制新策略；提出并组织实施了全国"脑卒中筛查与防治工程"。在《新英格兰医学杂志》等国内外学术期刊发表论文百余篇，主编多部专著。曾获国家科技进步二等奖、联合国艾滋病规划署"应对艾滋病杰出领导和持续贡献奖"及世界卫生组织结核病控制"高川"奖等奖项。

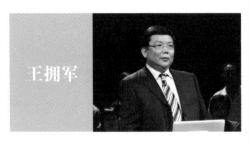

王拥军

王拥军，男，首都医科大学附属北京天坛医院副院长，北京市脑血管病抢救治疗中心主任，

主任医师，教授，博士研究生导师。国家卫生计生委脑血管病医疗质量控制中心主任，中华医学会神经病学分会副主任委员，中华预防医学会卒中预防与控制专业委员会主任委员，北京神经科学学会理事，北京神经病学学术沙龙主席，世界卒中组织理事，美国心脏病学会卒中专家委员会委员。获得首都"十大健康卫士"、全国"五一"劳动奖章，卫生部有突出贡献中青年专家等荣誉称号。2011年入选北京市卫生系统高层次卫生技术人才领军人才、北京市科委"科技北京"百名领军人才，获吴阶平—保罗·杨森医学药学奖，获北京市高等学校教学名师奖。专业特长是脑血管病。

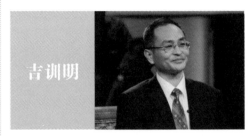

吉训明

吉训明，男，主任医师，教授，副院长，医学博士，MBA；神经外科主任医师、教授、博士研究生导师。担任首都医科大学宣武医院副院长、北京市老年病医疗研究中心副主任、北京市脑血管病转化医学重点实验室副主任、中国老年医学会副主任委员、国家卫生计生委脑卒中筛查与防治工程委员会学术部主任、首医大宣武医院—哈佛麻省总医院中美神经科学研究所中方主任、国家远程卒中中心主任和国家卫生计生委脑静脉血栓诊治中心主任等职。先后获得北京市科技新星、新世纪百千万人才、教育部新世纪人才、北京市卫生系统高层次骨干人才和杰青等人才项目资助。获得省部级以上科技进步奖励共5项；获得发明专利、使用新型专利授权7项，成果转化2项。师从于我国神经外科专家凌锋教授，主要从事脑卒中筛查与防治

工作、急性脑梗死溶栓与神经保护治疗研究、慢性脑缺血的适应保护治疗研究和脑静脉病变的诊断与治疗研究。

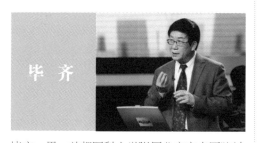

毕齐，男，首都医科大学附属北京安贞医院神经内科主任，主任医师，教授，博士研究生导师，医学博士（Ph.D），工商管理学硕士（MBA）。兼任中国微循环学会神经变性病专业委员会副主任委员，北京中西医结合学会神经科专业委员会副主任委员，北京医师协会神经内科专科分会常务理事，中华医学会北京分会神经内科专业委员会委员，中华预防医学会卒中预防与控制专业委员会委员，首都医科大学神经病学系委员会委员，中国老年医学学会心脑血管病专业委员会委员，北京脑血管病防治协会专家组成员等。担任多家期刊编委及特邀审稿专家。临床及科研重点：①脑血管病，包括超早期静脉溶栓、功能磁共振在急性脑血管病的应用、TIA及青年脑卒中等；②心脑血管联合病，包括心源性脑卒中、心脏手术后神经系统合并症的研究等；③神经变性病研究；④中西医结合在神经系统疾病诊治的研究等。先后承担了北京市卫生局首都科学发展基金、北京市科委，国家"十一五"、"863"、科技部重大新药创制等科研课题及国际多中心研究等。获北京市科学技术奖一等奖及国家科学技术奖二等奖。先后发表中英文论文100余篇，主编及参编专著10余部。

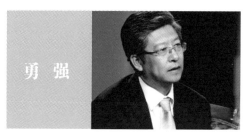

勇强，男，首都医科大学附属北京安贞医院综合超声科主任，主任医师，副教授，硕士生导师。1989年毕业于首都医科大学。现任国家卫生计生委脑卒中筛查与防治工程委员会基地专家，中国超声医学工程学会浅表器官及外周血管超声专业委员会副主任委员，中国超声医学工程学会—首都医科大学附属北京安贞医院血管超声培训基地负责人。中国医学影像技术研究会超声分会血管和浅表器官超声学术委员会常务委员，北京医学会医疗事故技术鉴定专家，多家期刊编委。从事超声诊断工作十余年，擅长肢体动脉、颈动脉狭窄和闭塞、肢体深静脉血栓、下肢深浅静脉瓣膜功能、肾动脉狭窄、布—加氏综合征、动脉炎（头臂型、肾动脉型）、腹主动脉瘤、夹层动脉瘤、颈动脉体癌、锁骨下动脉窃血综合征、脉管炎的超声诊断，尤其是血管超声疑难病例的诊断。在超声评价颈动脉斑块稳定性进而预测颈动脉斑块破裂风险以及超声造影评估颈动脉狭窄与闭塞以及肾脏血流灌注方面颇有造诣。

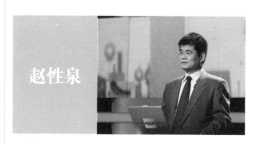

赵性泉，男，首都医科大学附属北京天坛医院神经病学中心常务副主任，党支部书记，医学博士，主任医师，教授，首都医科大学博士研

究生导师。北京市脑血管病防治协会副会长、秘书长；中华医学会北京神经病学分会常委；北京医学会眩晕专业委员会副主任委员；中国研究型医院学会眩晕病专业委员会副主任委员；中华预防医学会卒中预防与控制专业委员会委员；中华医学会北京神经病学分会第五届委员会脑血管病学组委员；北京市职业病诊断鉴定专家库专家成员。长期致力于脑血管病的研究，在国家重大科技专项、国家科技支撑计划、国家自然基金项目资助下，在临床、基础与转化医学领域做出卓越贡献。首次系统研究了中国脑出血患者临床特征、治疗现状及预后；建立社区脑卒中预防与干预平台；开发脑血管病临床信息与样本资源库；首次提出"点样征"对血肿扩大的预测价值；建立脑出血急性期一站式多模式 CT 应用规范流程；合作建立开滦10万健康人群队列。并验证脑血管病新型危险因素。创立中国首家卒中单元和卒中单元数字化管理系统。对该领域的学术进展有重要的推动作用和学术影响力。以（第一）通讯作者在行业顶级杂志发表 SCI 论文 40 余篇，影响因子近百分。获得实用新型专利 3 项。获得省部级科技进步奖 3 项。

委员会副主任委员，国家卫生计生委脑卒中防治工程中青年专家委员会副主任委员。致力于神经系统疾病的临床诊疗、研究和教学工作，专注于脑血管病、头痛、头晕和神经遗传疾病的流行病学、遗传学、病因学、致病机理，以及新的诊疗方法和预防措施的研究。1995 年开始在宣武医院开展动静脉溶栓治疗缺血性脑血管病，1998 年引进和推广颈动脉支架术和剥脱术治疗缺血性脑血管病。2000～2007 年留学美国，系统学习神经系统疾病的基础与临床。2008 年率先在宣武医院卒中单元病房成立了全国首个"血管内诊疗卒中单元"，把血管造影、溶栓、支架、搭桥和颈动脉内膜剥脱术的管理融为一体化管理。2009 年在宣武医院成立脑卒中专病门诊和卒中筛查门诊，规范化的流程和全方位的服务，受到了患者的欢迎。2010 年宣武医院成为首批"卫生部脑卒中筛查与防控基地医院"和"卫生部脑血管病诊疗技术培训中心"。2012 年宣武医院成为"北京市脑卒中质量控制与改进中心"，监控和改进北京市脑卒中诊疗技术规范和质量。

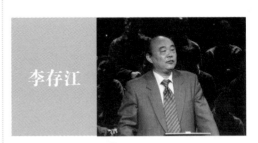

李存江

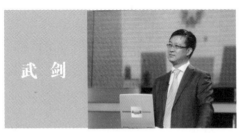

武剑

武剑，男，北京清华长庚医院院长助理，神经内科主任。曾任首都医科大学宣武医院神经内科副主任，神经内科脑血管病中心主任，北京市脑卒中质量控制与改进中心主任。主任医师，教授，博士研究生导师。中华医学会神经病学分会全国委员，中国老年学会心脑血管病专业

李存江，男，首都医科大学宣武医院神经内科主任医师。首都医科大学神经病学研究所副所长，北京神经内科会诊中心主任。担任中华医学会神经病学分会神经病理专业组委员，中华医学会神经病学分会神经康复专业组委员，中华医学会北京分会内科学分会常委，中华预防医学会卒中预防与控制委员会委员，中华医学会北京分会罕见病学会委员等职务。在神经系统疑难及重症疾病

的诊断和治疗方面积累了丰富的临床经验，主要研究各种类型的脑血管病、周围神经病、颅内多发病变、脱髓鞘病、中枢神经系统的感染性疾病、神经系统变性类疾病、遗传代谢类疾病和神经康复等方面，并且发表学术论文多篇，负责编写和出版专业刊物多部。曾获市级科技成果二等奖和局级科技成果一等奖各一次。

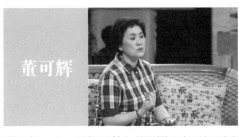

董可辉，女，首都医科大学附属北京天坛医院脑血管病中心二病区主任，主任医师。从事神经内科临床工作 30 年，承担大量脑血管病疑难病例会诊。参与国家"十一五"科技支撑计划、"973"计划等重大科研项目。专业特长：缺血性脑血管病、颅内静脉及静脉窦血栓形成诊疗。擅长脑血管疾病、颅内、外动脉狭窄内科诊疗、神经内科疑难疾病诊疗。

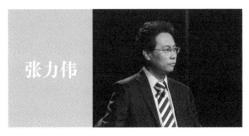

张力伟，男，医学博士，主任医师，教授，博士生导师。首都医科大学附属北京天坛医院副院长，国家神经系统疾病临床研究中心副主任，清华大学特聘教授，博士生导师。从师于我国神经外科开拓者王忠诚院士，在中枢神经系统肿瘤等方面均有很深的造诣，尤其在颅底及脑干肿瘤的诊断

及治疗方面有自己的独到见解。年手术量 200 余台，治疗效果得到同行及广大患者的好评。承担科技部、国家"十二五"、国家自然科学基金等多项基金，在 Nature Genetic 等国际著名杂志发表多篇 SCI 影响因子很高的文章。现任中国医师协会神经外科分会第三届委员会委员、常委、副会长、候任会长，中国医师协会教育委员会主任委员。首都医科大学临床肿瘤中心副主任，首都医科大学神经外科学院学术委员会委员，中国医师协会北京专家委员会主任委员，北京颅底外科多学科合作专家委员会总召集人，北京市崇文区医学会副理事长。中华神经外科杂志副主编，Neurosurgery 中文版副主编，肿瘤分册主编。世界神经外科联合会颅底外科分会执委，亚太颅底外科学会执委，全国神经外科专科医师定考委员会主任。曾获得第五届中国医师奖、王忠诚神经外科医师奖医学成就奖。

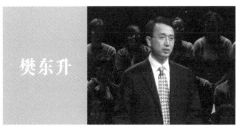

樊东升，男，主任医师，教授，研究员，博士研究生导师。现任北京大学第三医院神经内科主任，兼任中华神经病学会常委，中华神经病学会北京分会副主任委员，中华预防医学会自由基医学分会副主任委员，中国医师协会渐冻人项目专家委员会副主任委员，中国医师协会神经内科分会常务理事，中华神经病学会肌电图与临床神经生理学组副组长，中华神经病学会神经遗传病学组委员，中华医学会医疗事故鉴定专家库成员，中国人民解放军总后勤部卫生部医疗事故鉴定专家库成员，北京脑血管疾病防治协会副会长，北京脑血管病防治协会病理生理专业委员会主任委员，北京医师协会神

经内科分会副会长，北京老年痴呆防治协会理事，北京神经科学学会常务理事。主要研究方向为神经变性疾病（如运动神经元病、帕金森病、老年痴呆症等）、神经肌肉病及脑血管病，发表论文380余篇。

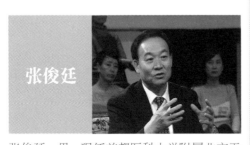

张俊廷

张俊廷，男，现任首都医科大学附属北京天坛医院神经外科中心主任，主任医师，教授，博士研究生导师，北京市有突出贡献专家，享受国家政府特殊津贴专家。从事神经外科临床工作30余年，在神经外科特别是颅底、脑干肿瘤等疑难重症的诊断和显微外科手术治疗方面具有丰富的经验。以其为核心的课题攻关组在国内较早地开展了颅底肿瘤和脑干肿瘤的临床和基础研究，率先开展了颅底肿瘤和脑干肿瘤的规范化治疗，使我国神经外科在这两方面的诊疗水平迈上新台阶。到目前为止，已完成逾千例脑干肿瘤和500余例岩骨斜坡区脑膜瘤的显微手术治疗，手术的数量、质量和术后疗效等方面都处于世界领先水平。近10年来作为术者年均完成复杂、疑难的颅底、脑干肿瘤显微外科手术400台以上。迄今为止，先后发表学术论文100余篇，近3年作为通讯作者在SCI收录期刊发表论著20余篇；主编专著1部，参编专著4部；作为主要完成人获得国家科技进步二等奖2次，省部级科技进步奖5次，市局级科技进步奖2次。作为研究生导师，先后培养博士、硕士研究生近30名。现主持、承担包括国家"十二五"科技支撑计划课题、国家自然科

学基金、北京市自然科学基金、国家卫生计生委卫生公益性行业科研专项、军口"863"科研课题、首都医学发展基金重点支持项目等在内的多项国家、省部级科研课题。现兼任中华医学会神经外科分会第六届委员会常务委员、兼神经肿瘤专业委员会主任委员，中华医学会北京分会神经外科专业委员会主任委员，中国医师协会神经外科分会第三届委员会委员、兼颅底外科专家委员会副主任委员，第十一届北京市政协委员，清华大学医学院兼职教授、博士研究生导师，北京市神经外科专家委员会委员，首都医科大学神经外科学院学术委员会委员，担任多家核心期刊的编委。2004年分别被中华全国总工会和北京市总工会授予"全国五一劳动奖章"和"首都劳动奖章"，2009年被北京市卫生局系统评选为"首都十大健康卫士"。2010年被国务院授予"全国先进工作者"荣誉称号。

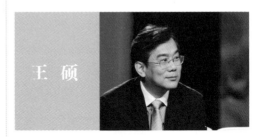

王硕

王硕，男，首都医科大学附属北京天坛医院神经外科副主任、主任医师，教授，博士生导师。首都医科大学神经外科学院一系副主任，兼任中华医学会神经外科学分会副主任委员，中华医学会显微外科分会委员，北京医学会神经外科分会副主任委员，北京医师协会神经外科专家委员会副主任委员，北京市脑血管病防治协会常务理事，副秘书长，北京市脑血管疾病抢救治疗中心副主任。担任《中华医学杂志》编委，《中华神经外科杂志》副主编，从事神经外科工作30年来，先后发表论文50余篇，参加编

写《神经外科学》、《神经外科手术学》、《颅内肿瘤外科学》等多部神经外科专著，获得国家科技二等奖3次，北京市科技进步奖5次，市级科技进步奖5项，局级科技进步奖2项。现负责脑血管疾病和颅内肿瘤的临床教学和科学研究工作，现承担包括国家科技支撑计划、国家自然科学基金项目等多项课题，每年完成颅内动脉瘤、血管畸形和脑肿瘤显微手术近500例，手术疗效均达到国际水平。

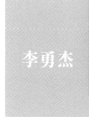
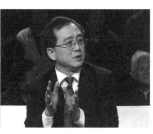

李勇杰，男，首都医科大学宣武医院功能神经外科主任，北京功能神经外科研究所所长，主任医师，教授，博士生导师。早年在美国留学和工作，1998年归国，带回世界前沿的医疗理论和技术，是北京功能神经外科研究所的创始人。16年来，他在慢性疼痛、帕金森病、癫痫等功能脑病的治疗领域不断学习、拓展和创新，极大地提升了相关疾病的治疗水平。李勇杰在推动学科的科学性和国际化方面做出了重要贡献，使功能神经外科在中国更加系统和完整。现在，李勇杰和他的团队已经发展到120余人，每年接待世界各地的患者2万余人，年手术量2000台，北京功能神经外科研究所赢得无数患者和同行的良好口碑，声名享誉中外。每年都应邀参加国际性学术会议，主持专题讨论，是国际知名的慢性疼痛、帕金森病和癫痫的外科治疗专家。在多个学术团体中任职，担任多家学术杂志的编委。2004年成为新世纪百千万人才工程国家级人选和北京市级人选，获中华人民共和国国务院颁发的突出贡献奖，享受政府

特殊津贴，获中华全国归国华侨联合会颁发"科技创新人才奖"。还是连续两届的北京市侨联常委和北京市政协常委。

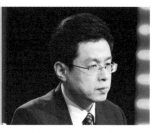

张宇清，男，首都医科大学宣武医院功能神经外科，主任医师，医学博士，从事帕金森病的基础研究及外科治疗工作。擅长外科手术治疗帕金森病，老年性震颤，顽固性疼痛，扭转痉挛，脑瘫、疼痛、三叉神经痛、面肌痉挛、癫痫等疾病。独立完成运动障碍病（帕金森病、原发性震颤、扭转痉挛、脑瘫等），面肌痉挛，三叉神经痛的手术治疗3000余例。参加多项国家及北京市自然科学基金项目，2007年起承担国家863重大项目"老年神经变性病的个体化诊疗"子课题研究。现为中华医学会神经外科分会会员。

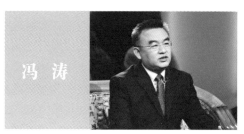

冯涛，男，主任医师，教授，博士生导师。首都医科大学附属北京天坛医院神经内中心神经变性病科主任，北京脑重大疾病研究院帕金森病研究所PI兼办公室主任，帕金森病北京重点实验室PI，国家神经系统疾病临床研究中心委员。主要从事帕金森病、痴呆等神经系统疾病的临床研究工作。2011年入选北京市卫生系统高层次人才培养计划。学术兼职：中华医学会神经病学分会—帕金森病和运动障碍病学组

委员、中国医师协会神经病学分会—帕金森病和运动障碍病学组委员、中华医学会北京分会—帕金森病和运动障碍病学组副组长、中华医学会老年医学分会青年委员、中华医学会老年医学分会—神经疾病学组委员、中国医师学会神经调控委员会委员、北京市自然科学基金评审专家、浙江省自然科学基金评审专家、河北省自然科学基金评审专家、湖南省自然科学基金评审专家、黑龙江省自然科学基金评审专家。

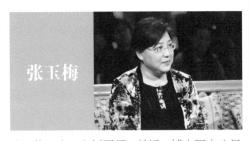

张玉梅，女，主任医师，教授，博士研究生导师，首都医科大学附属北京天坛医院神经内科中心血管神经病学专家。专业特长：脑血管病、认知功能障碍、神经康复及其他神经系统疾病。全国神经心理与神经行为心理学组、全国神经康复学组委员。主持了国家自然科学基金，北京市优秀人才基金及北京市卫生局中医药管理局中青年基金，主持了北京市教委课题，入选北京市卫生局高层次人才。先后发表学术论文60余篇，其中SCI全文收录12篇，参与编写书籍8部，获得发明专利6项。多次在美国卒中、欧洲卒中、世界卒中大会上与国内外学者进行交流。

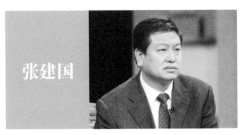

张建国，男，主任医师，教授，博士生导师。

1996毕业于武汉同济医科大学，获博士学位，同年师从中国工程院院士、北京市神经外科研究所所长王忠诚教授进行博士后研究工作，2006年在美国加州大学洛杉矶分校（UCLA）学习。现担任首都医科大学附属北京天坛医院神经外科中心副主任；首都医科大学附属北京天坛医院功能神经外科主任；北京市神经外科研究所功能神经外科研究室主任；神经调控技术国家工程实验室副主任；神经电刺激研究与治疗北京重点实验室主任。中国医师协会神经外科分会功能神经外科专家委员会名誉主任委员；中华医学会神经外科分会功能神经外科学组副主任委员；中国医师协会神经调控专业委员会副主任委员、亚洲癫痫外科协会及中国抗癫痫协会常务理事。任多家杂志编委及审稿人。目前共承担国家级课题6项、省部级课题5项。曾获北京市科技进步二等奖；中华医学科技三等奖；教育部科技进步奖二等奖；北京市有突出贡献的科学、技术、管理人才奖项及王忠诚神经外科医师年度奖。擅长以手术治疗各类脑功能性疾病：运动障碍疾病方面，以脑深部电刺激术治疗帕金森病、特发性震颤、肌张力障碍和抽动秽语综合征等各类疾病，取得了突破性进展。癫痫方面，以各类手术方式治疗顽固性癫痫，包括前颞叶切除术、症状性癫痫病灶切除术、胼胝体切开术、大脑半球切除术/离断术等。与此同时，开展神经调控治疗顽固性癫痫。此外，擅长微血管减压手术治疗三叉神经痛和面肌痉挛，立体定向活检等。手术整体数量和质量居国内领先水平。

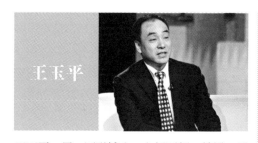

王玉平，男，医学博士，主任医师，教授，目前担任北京市癫痫诊疗中心主任、脑功能疾病调控治疗北京市重点实验室主任、宣武医院神经科副主任、儿科副主任、博士生导师。承担国家自然科学基金等各类课题多项。发表学术论文 280 余篇、SCI 论文 80 余篇。曾获中华医学奖、北京市科技进步奖、吴阶平医学奖、北京市神经病学学科带头人等奖励与称号。现学术任职包括国际抗癫痫联盟（ILAE）Guideline Task Force 成员、中国抗癫痫协会常务理事、中国抗癫痫协会临床神经生理分会副会长、中国睡眠研究会副理事长、中华医学会心身医学分会常务委员、中华医学会神经病学分会肌电图与临床神经电生理学组副组长、睡眠障碍学组副组长、脑电图与癫痫学组委员、北京医学会脑电图及临床神经生理分会主任委员、神经病学分会委员；《中华神经科杂志》编委，*Sleep Medicine* 编委，《癫痫与神经电生理杂志》副主编等。

委员会（第 8 届）委员，北京市营养学会临床营养分会（第 1 届）委员。

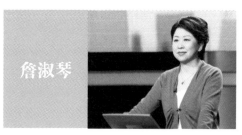

詹淑琴，女，首都医科大学宣武医院神经内科主任医师，副教授。现任中国睡眠研究会理事、副秘书长，中国睡眠研究会睡眠障碍专业委员会副主任委员，中国睡眠研究会青年工作委员会副主任委员，中华医学会神经内科分会睡眠障碍学组委员，中国医师协会睡眠专业委员会委员，西部精神医学协会睡眠健康专委会主任委员，北京中西医结合学会神经内科专业委员会委员。中国科协睡眠医学团队首席科学传播专家。长期从事临床工作，积累了丰富的临床实践经验，擅长神经肌肉疾病，睡眠障碍、身心疾病及神经科疑难杂症的诊断和治疗。

李缨，女，首都医科大学宣武医院营养科主任，副主任医师。擅长糖尿病，妊娠糖尿病，肥胖，痛风，肾衰，营养不良、老年人、神经系统疾病营养治疗。学术兼职是北京医学会营养专业

　　2005 年，随着人们对健康知识的关注，一档名为《祝你健康》的节目在北京电视台科教频道应运而生，栏目宗旨为"传播党和政府的医疗方针、传播科学医疗卫生知识、服务人民大众健康"。

　　2008 年奥运会在北京召开，《祝你健康》更名为《健康奥运　健康北京》，成为宣传"健康奥运　健康北京——全民健康活动"的权威平台，其影响力不断扩大。奥运会结束后，2009 年伊始，栏目正式更名为《健康北京》，北京市委宣传部决定将《健康北京》作为中国医药卫生事业发展基金会和北京电视台共同主办的专门向全市人民普及科学医疗卫生知识、服务人民的健康栏目，并成为《健康北京人——全民健康促进十年行动规划（2009 ～ 2018 年）》和《健康北京"十二五"发展建设规划》的宣传阵地。

　　从 2005 年到 2015 年这 10 年间，《健康北京》邀请医学专家、学者共计4520 人次，制作栏目 3285 期，成为全国公认的宣传健康知识的品牌栏目。栏目以丰富的实用性信息、权威的专家资源、专业的解读视角、多媒体手段的综合运用，成为国内健康节目的标杆。三甲医院的专家始终是《健康北京》栏目的主角，保证了栏目的权威性、科学性，为观众提供了学习健康知识的高端平台，成为观众喜爱的健康类栏目，在权威医疗资源和普通百姓之间搭建起互通的桥梁。

　　随着栏目的日渐丰富，信息含量越来越大，不断有观众在微博、微信上留言，或通过北京电视台热线平台咨询栏目传播的健康知识，为此栏目组决定将相关知识整理加工、提炼编辑成册。在制作过程中，发放调查问卷，了解百姓对健

康的需求，在此基础上，完成"健康北京丛书"。本丛书精选了 2006～2014
年《健康北京》栏目播出的 238 位专家的精彩内容，其中，院士 5 人，院长、
副院长 60 人，科室主任 102 人。丛书按照人体各大系统的疾病整理归类为 10 册，
即可单独成册，又是一个完整的系列，内容既有日常栏目的患者故事，又有健
康大课堂的专家讲解。将《健康北京》栏目多年资源进行整合，结合实际病例，
概括出常见病及多发病的症状、检查、治疗、病因、预防，结合自测、鉴别，
让读者对常见病有基本的了解，能做到正确判断、及早就医。为了方便读者了
解每位专家的观点，丛书每册均按专家归类整理。

　　本书在编写过程中得到了众多医学专家的大力支持，在此表示由衷的感谢。
如有疏漏之处，恳请广大读者批评指正，并希望大家在阅读过程中提出宝贵的
意见和建议。

《健康北京》栏目组

2015 年 11 月

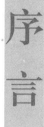

序言 *preface*

《健康北京》是北京电视台为筹备 2008 年北京奥运会于 2005 年开播的一个健康栏目，开播之初就作为宣传单位参加了在全市开展的"健康奥运 健康北京——全民健康活动"。历时近两年的健康促进活动，由于政府主导、社会组织推动、全民参与、新闻媒体大造舆论，成效显著，社会反响之大、影响之深，在北京是罕见的，不仅为成功举办奥运会创造了健康、安全、和谐的社会环境，同时也通过奥运会的成功举办，为北京乃至中华民族留下了一份宝贵的健康遗产，为北京全面建设健康城市开拓了道路。

为了继承和发扬"健康奥运、健康北京、全民健康促进活动"的经验，北京市政府决定，在十年内将北京建成拥有"一流健康环境、一流健康人群、一流服务"的国际性大都市，并于 2009 年制定和发表了《健康北京人——全民健康促进十年行动规划（2009～2018 年）》。2010 年，市委市政府在研究"十二五"经济社会发展规划时，作出了建设健康城市的决策，2011 年发表了《健康北京"十二五"发展建设规划》，在全国大城市中，第一个把健康城市建设列入经济社会发展规划。

为推动北京健康城市建设的发展，奥运会刚一结束，市委宣传部就决定将参加奥运宣传的《健康北京》栏目由中国医药发展基金会和北京电视台主办，专门向人民群众宣传健康知识。《健康北京》是在筹备 2008 年奥运会和北京市推进健康城市建设发展的过程中产生的，同时它也是在这个过程中不断改革、创新和完善的。

《健康北京》开播十年来，栏目组的全体同志和北京地区的医学专家、学者，深入实际，调查研究，不断分析和掌握群众的健康需求，提高栏目的针对性和实效性。《健康北京》栏目拥有一支业务水平高、实践经验足、综合能力强的专家队伍，确保栏目内容的科学性、权威性和实用性。栏目组的同志精心设计专栏，创造赏心悦目的品牌栏目，经过多次改革将演播现场变成大课堂，讲课的专家、主持人、嘉宾、典型病例患者和现场观众一同登场，有问有答，生动活泼，使电视机前的观众身临其境，收视率名列前茅，并对全国各省市电视台开播健康类栏目起到了一定的启示作用。在国家一年一度的健康节目评比中，《健康北京》栏目屡获殊荣。

《健康北京》栏目开播十年，邀请专家学者4520余人次，制作节目3285期，收看人数据不完全统计为1.5亿人次以上，受到北京地区和全国观众的支持和喜爱，他们要求将节目内容编辑出版，惠及全国民众。这部即将与读者见面的《健康北京丛书》，就是应观众的要求出版的。一方面，这套丛书是《健康北京》的专家和栏目组全体同志十年辛勤劳动的智慧成果的汇集，也是向关心和支持栏目的各方领导和观众的感谢和汇报。另一方面，这套丛书的内容十分丰富，是一部普及医学知识的百科全书，对提高广大群众的健康素质具有重要的意义。

中共中央一贯重视人民的健康问题，在中共中央和国务院的领导下，我国的医疗改革取得了举世瞩目的成就，人民的健康水平不断提高，但我国人民的"看病难、看病贵"问题还没有完全解决，有些人对健康在国家经济社会建设中的重要地位和作用的认识不够深刻，我国人民的健康素质同发达国家人民相比还有相当大的差距。健康是生产力，做好普及科学健康知识工作，增强人民体质，把我国建设成人人健康、长寿的国家，是一项长期的任务，我们必须继续努力！

王彦峰

2015 年 8 月

目录
contents

第一部分 脑卒中

第一章 脑卒中的预防秘籍 003

第二章 预防脑卒中的饮食误区 007

第三章 预防脑卒中的运动处方 012

第四章 全景解析脑卒中 016

第五章 脑卒中发生后的康复原则 024

第六章 脑卒中发生后的恢复与并发症的对抗 028

第七章 脑卒中发生后不可忽视的二级预防 038

第八章 脑卒中发生后科学用药控制危险因素 041

第九章 有效预防脑卒中 044

第十章 拯救大脑 回天有"术" 051

第十一章 速战脑卒中 056

第十二章 压出脑健康 060

第十三章 抓出莫名头疼的元凶 064

第十四章 知"卒"会常乐 068

第十五章 "截卒"先登 072

第十六章 防"卒"有道 076

第十七章 防"卒"早知道 080

第十八章　治"卒"有绝招 ……………………………… 084

第十九章　闯过脑卒中的七道关 ………………………… 089

第二十章　沉稳应对脑卒中 ……………………………… 096

第二十一章　小中风　大麻烦 …………………………… 100

第二十二章　疏通生命要道 ……………………………… 105

第二十三章　"司令部"的危机 ………………………… 109

第二十四章　解密脑卒中 ………………………………… 114

第二十五章　眩晕背后的隐情 …………………………… 118

第二十六章　年老谨防"跌" …………………………… 122

第二十七章　致命的甜蜜 ………………………………… 126

第二十八章　危险的"堵车" …………………………… 130

第二十九章　脑部隐雷排除记 …………………………… 133

第三十章　通过表现辨疾病 ……………………………… 137

第三十一章　远离脑血管病的独家秘籍 ………………… 140

第三十二章　不容忽视的脑卒中前兆 …………………… 143

第三十三章　算算您离脑卒中有多远 …………………… 146

第二部分　脑肿瘤、帕金森病、老年痴呆、癫痫、失眠

第三十四章　解密人体中枢 ……………………………… 153

第三十五章　拆除致命"瘤"弹 ………………………… 157

第三十六章　健康有道　护脑有方 ……………………… 161

第三十七章　关注健忘　远离痴呆 ……………………… 164

第三十八章　揭秘帕金森病 ……………………………… 167

第三十九章　走出失眠的困扰 …………………………… 170

第四十章　生命的"首"要健康 ………………………… 173

第四十一章　排除脑中的定时炸弹 ……………………… 177

第四十二章　致命的颤抖 ………………………………… 182

第四十三章　"糊涂病"要明白治 ……………………… 185

第四十四章　告别无休的颤抖 ·································· 189

第四十五章　消失在食物中的"癫"波 ······················ 192

第四十六章　白天不懂夜的黑 ······························· 196

第四十七章　盗梦空间 ····································· 199

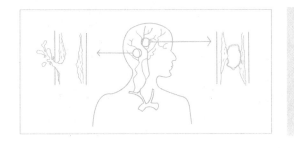

第一部分

脑卒中

第一章

脑卒中的预防秘籍

讲解人：王陇德

中华预防医学会会长，中国工程院院士，原国家卫生部党组
副书记、副部长

* 小中风与脑卒中之间有什么关系？

* 牙病怎会和脑卒中有关？

* 什么是预防脑卒中的"十个网球"原则？

* 颈动脉斑块怎会引发脑卒中？

据统计，第一次发作脑卒中的患者中，大概 1/3 的
人会失去生命，在存活的人当中，大约有 3/4 的人有不
同程度的后遗症，严重影响患者的生活质量。如何才可
以准确识别脑卒中发出的预警信号？引发脑卒中的幕后
黑手到底有哪些？生活中哪些办法可以有效预防脑卒中
的发生？中华预防医学会会长，中国工程院院士，原国
家卫生部党组副书记、副部长王陇德为您讲解。

脑卒中，即老百姓
俗称的"中风"。

* 正确认识脑卒中

脑卒中是一种急性的、突发的脑血管病。脑卒中的
分类主要有两种：一种是出血，大脑里血管破裂，血流
出血管，压迫脑组织而引起一系列的症状；另一种是供
血不足，因为血管发生堵塞，血无法供应大脑，引起相
应的脑组织功能丧失或者功能减退。

* 不容忽视的小中风

小中风比较常见，是脑卒中的前期症状，又叫短暂性脑缺血综合征，是大脑临时供血不足，突然发生的一系列症状。比如突然发生晕厥、眼睛一过性黑蒙、说话不清楚、一侧肢体无力，或者一侧的面部麻痹。小中风一般 5 ～ 15 分钟就过去了，但它是脑卒中的先兆，有小中风的人很可能在近几年内发生脑卒中。有的人出现先兆比较频繁，有的人发作一次先兆后可能好长时间不发作，隔一段时间又发作一次，但是只要出现过一次，建议大家一定要尽快就诊，查一查到底是什么原因。

小中风是指突然发生的晕厥、视力黑蒙以及言语不清，这些症状通常持续 5 ～ 15 分钟即可消失，是脑卒中的前兆，应到医院及时进行检查。

* 识别脑卒中的幕后元凶

高血压、高血糖、高血脂以及颈动脉狭窄可能引发脑卒中，而精神刺激会在原来身体病变的基础上引发脑卒中。精神刺激可以使人的血压突然增高，原来有高血压的患者，或者有动脉硬化的患者，在这种突发情况下可以造成血管破裂而引发脑出血。还有一个重要问题，也是中国人以往认识不到的，就是牙病。现在国际上研究已经有了这样的结论，长期的牙周炎可以使得牙齿松动，在我们咀嚼、咬合的过程里，会把牙周炎的细菌和毒素直接压进血管，细菌和毒素就会破坏血管内膜，使得血管内膜上沉积胆固醇斑块。医生在做手术时也发现，牙掉得多的人，颈动脉里的斑块特别大、特别硬，而且颈动脉周围的淋巴结都很大。在中老年人中的调查显示，口腔卫生不单单影响口腔局部，还会影响脑血管甚至整个身体健康。因此，一定要及早去看牙，把牙病治好，同时保持牙的清洁，特别是中老年人，牙缝大了容易存

引发脑卒中的原因除了过量吸烟、饮酒以及基础病等原因，牙周炎也是导致脑卒中的重要因素之一。

东西，所以吃完饭一定要形成一个好习惯——漱漱口，清除食物残渣。

* 寒冷刺激易导致脑卒中

天气寒冷时，很多老人喜欢很早就出去锻炼，但是寒冷刺激本身就可以使得血管痉挛，如果血管本来已经狭窄到了一定的程度，再发生痉挛，血液流通不畅，就容易发生脑梗塞。所以，寒冷的天气里不要太早出门锻炼，要等到气温升高以后再开始锻炼。另外，也不提倡冬季早晨洗头发之后马上出门，因为水分的蒸发需要吸取热量，再加上室外比较冷，很容易发生危险。

在寒冷的天气里，不适宜过早进行户外锻炼，更不宜在早晨洗完头后马上到户外锻炼。

* 调整生活方式 预防脑卒中

银杏叶可能有辅助预防脑卒中的功能。但是，中国有句俗话讲"药补不如食补"，把自己日常的膳食、运动等各方面的生活节律调整好，是最好的预防脑卒中的方式。

* 预防脑卒中的"十个网球"原则

预防脑卒中要求一日三餐搭配合理，主要是要控制肉类的摄入量。对40岁以上的人，推荐"十个网球"原则：以网球大小为标准，控制各类食物的摄入量，一天按照"十个网球"来分配四大类膳食结构和数量，即一个网球大小的肉或者海鲜，两个网球大小的主食，保证三个网球大小的水果，也就是每顿饭争取吃三个网球大小的水果，不少于四个网球大小的蔬菜，加起来正好是"十个网球"。这样的膳食结构就比较合理了。

40岁以上人群的合理膳食包括每天摄入相当于一个网球大小的肉类，相当于两个网球大小的主食，保证三个网球大小的水果和不少于四个网球大小的蔬菜。

* 颈动脉有重度狭窄的人容易患脑卒中

很多人已经有了体内的基础病变，要及早查明身体内到底有没有引发脑卒中的危险因素（比如颈动脉狭窄）进而定期跟踪、调整。颈动脉是大脑供血

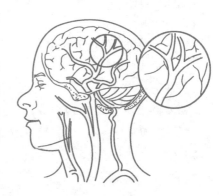

的总血管，很多人这根血管有动脉硬化症状，并在动脉硬化的基础上产生斑块。甚至检查到有的人两侧颈动脉的狭窄率达99%，只有一条线一样细的血流供应到大脑里，所以很容易发生脑卒中。但我国对这个问题的认识比较晚，国外较多地区对此认识现在已经很完备了。许多国家已经能在社区进行颈动脉的筛查，即在网上输入住址，就会显示哪一天、哪个时段、在住处附近哪里可以进行颈动脉筛查。美国筛查出来的颈动脉狭窄≥70%的患者，可以根据不同的症状做支架、做手术。美国一年做颈动脉狭窄手术20万例左右，只要把斑块取出，就可以避免由此而引起的脑卒中。目前，我国也已经开展了脑卒中的筛查工作，希望有危险因素的患者要积极进行颈动脉筛查，做到提前预防，这才是降低脑卒中发病率和死亡率最根本的办法。

定期进行颈动脉筛查，控制高血压等基础疾病，可降低脑卒中的发病率和死亡率。

第二章

预防脑卒中的饮食误区

讲解人：王陇德
中华预防医学会会长，中国工程院院士，原国家卫生部党组
副书记、副部长

* 鸡蛋怎么吃最科学？

* 柴鸡蛋真的比普通鸡蛋营养价值更高吗？

* 水果究竟是不是生活必备品？

现代社会随着大家健康意识的普遍提高，很多人在饮食上都非常注意，有些人还总结出了一些经验和办法。我们总结出的这些经验和办法有没有科学道理？我们是不是步入了一个饮食上的误区？中华预防医学会会长，中国工程院院士，原国家卫生部党组副书记、副部长王陇德为您讲讲鸡蛋与水果的是是非非。

* 老年人该不该食用鸡蛋

松女士多年来一直坚持每天早晨给母亲煮鸡蛋吃。松女士的母亲听说鸡蛋黄里含有大量的胆固醇，而高胆固醇是造成高血压、冠心病及脑卒中的罪魁祸首。一想到摄入胆固醇会造成这么大的危害，松女士的母亲再也不敢吃蛋黄了。这蛋黄真的不该吃吗？

专家提示

大家对于吃鸡蛋都或多或少有些顾虑，最主要是因为鸡蛋是一种胆固醇含量比较高的食物，认为胆固醇高

就会引发心脑血管疾病。胆固醇是维持我们正常生理活动的必需成分，是生物膜的重要组成部分。人体中大概有 25 万亿个红血球，每天大概有 0.8% 的更新，这就需要大量的胆固醇。胆固醇也是合成激素的重要原料，比如性激素，中老年正好是性激素分泌不足的时候，如果不吃胆固醇，会引起很多问题。另外，胆固醇也是合成维生素 D 的重要原料。胆固醇在身体里大部分是自己合成的，并不是吃多少就吸收多少。胆固醇的吸收量，主要取决于食物里的脂肪比例和含量。所以，要限制食物里胆固醇的吸收，主要是控制脂肪含量高的食物的摄入量。猪肉脂肪含量比较高，而水产品脂肪含量比较低，所以平时要少吃一些红肉、多吃一些白肉。

胆固醇对于合成人体部分激素、维持人体正常生理活动有重要作用，适量摄入胆固醇至关重要。

* 蛋黄富含卵磷脂　营养价值高

许多人怕摄入过多胆固醇，不敢吃鸡蛋，特别是不敢吃蛋黄。其实鸡蛋里含有很多对身体健康非常有益的成分，像优质蛋白、多种维生素，还有一种维护神经系统发育和维持正常生理功能的卵磷脂，这些成分绝大部分是含在蛋黄里的。中老年正好是记忆力、分析能力、思维能力逐渐衰退的时期，如果不摄入卵磷脂，就会加速这些功能的退化。把蛋黄和蛋清做一个比较，有一些营养素，像钙、磷、铁、锌、锡等常量、微量元素以及具有强抗氧化功能的维生素 E，维持上皮细胞正常功能的维生素 A，基本上都含在蛋黄里，蛋清里是很少的。所以，吃鸡蛋只吃蛋清不吃蛋黄，是因噎废食，丢掉了最好的营养素。

卵磷脂大多存在于蛋黄中，对身体非常有益。

* 一天吃几个鸡蛋最科学

每天吃一个鸡蛋，一般不要超过两个鸡蛋。因为从食物里摄入的胆固醇的量，我国推荐的控制标准是一天不要超过 300 毫克，而一个鸡蛋即含有 250 毫克左右的胆固醇。

* 鸡蛋煮着吃最营养

鸡蛋最好是煮着吃，偶尔吃鸡蛋羹、煎鸡蛋，改善口味也是可以的。有人说生吃鸡蛋最营养，那是误区，鸡蛋最好还是煮熟吃，或者用其他方法加工熟了再吃。一方面蛋白质加工了以后更容易吸收；另一方面生吃鸡蛋可能会带来一些问题，比方说鸡的消化系统里排出的大量病原菌可能沾染在鸡蛋壳上，如果清洗不干净的话，吃了很可能引起一些疾病。另外，很多家庭主妇都采用这样的办法，即在摊鸡蛋的时候稍微加上一点醋，认为这样吃起来对身体更好。这么做科学吗？醋是一种调味品，加进去以后，一方面可以遮蔽一些动物性食物的腥味，吃起来口感会更好一点；另一方面可以刺激消化液的分泌。同时，醋还含有适量的钙和铁，对营养也有一定的好处，适量地加一点是合理的。

人体每日需要补充 300 毫克胆固醇，相当于一个鸡蛋的胆固醇含量，正常人每天应食用一个煮鸡蛋。

* 柴鸡蛋比普通鸡蛋营养价值高是误区

柴鸡蛋和普通鸡蛋营养成分没有多大区别，其实柴鸡蛋只是迎合了人们追求绿色、自然的理念。另外，因为柴鸡蛋数量少，而大批生产的鸡蛋数量多，所以普通鸡蛋的成本才略低。

柴鸡蛋和普通鸡蛋的营养价值几乎没有差别。

* 水果是不可替代的保健食品

中国人水果摄入量过少。据全国范围的调查显示，中国人均一天只摄入 45 克水果。水果里含有大量的水溶性维生素以及多种矿物质，还有可溶性的植物纤维果胶，是降低我们身体内胆固醇含量的重要成分。

蔬菜和水果的成分是不一样的。我们的身体里有各种各样的组织，如皮肤组织、骨骼组织、神经组织等，需要补充多种不同的营养素。因此，世界卫生组织提出，杂食是解决营养问题的第一原则，即什么东西都吃一点，但都不要多。同时，也提出了"天天五蔬果"的口号，就是每天争取吃够五种蔬菜、五种水果。常吃的一些水果，如苹果、梨、橘子等，都是低热量食物。例如，吃二两馒头，即摄入 230 千卡热量，可是要吃进去二两水果，通常只摄入 45 千卡热量。

吃水果的时候也要杂吃，平常可以多吃一点低热量的水果，少吃一点热量过高的水果。比如椰子，二两椰子就含有 200 多千卡热量。另外像大枣、香蕉，也是相对热量比较高的食物，二两香蕉的热量就有 90 千卡。但香蕉中钾含量较高，如果做一些强度比较大的运动，吃点香蕉是有好处的，因为运动锻炼会消耗掉身体中比较多的钾。

过多食用像香蕉、椰子一类的高热量水果，体内的热量得不到及时释放，就会对身体产生损害。

* 国产水果和进口水果在营养上有多大差别

在逛超市的时候，往往看到一些精品水果，价格特别高。是不是价钱特别高的水果，营养价值也特别高呢？实际上并非如此，水果的价格取决于该水果的产地。比如进口的芒果和国产的芒果，营养成分没有大的差异，价格差别基本都体现在运输费用上。

* 吃水果的最佳时间

大家可能都听说过早上吃水果是金，中午吃水果是银，晚上吃水果是铜。这种说法没有有力的科学依据。现在多数人的习惯是饭后吃水果，从科学的角度来看每个人应根据自己的特点来食用，因此吃水果的时间因人而异。对大部分身体健康的人，推荐在饭前吃水果。这样可以减少对热能的摄入，预防超重和肥胖的发生。有一部分老年人或者妇女是虚寒体质，不适宜在饭前吃水果，但也不要在饭后马上吃，而应在两顿饭中间加一顿水果。另外，还有少量的水果本身不适宜在饭前吃，比如柿子，在饭前空腹吃柿子容易形成胃石；过酸的山楂，容易刺激胃黏膜，也不宜饭前吃。

吃水果的具体时间要因人而异，老人、小孩及脾胃虚寒的人，在两餐之间吃水果最佳。

第三章

预防脑卒中的运动处方

讲解人：王陇德
中华预防医学会会长，中国工程院院士，原国家卫生部党组
副书记、副部长

* 运动为什么是保健的第一要素？

* 老年人为何更要练肌肉？

* 运动中怎样能做到心率达标？

有人认为生命在于运动，多运动才能活得健康；但是也有的人觉得生命在于静止，龟不怎么运动，它的寿命却很长。那生命究竟在于运动，还是在于静止呢？中华预防医学会会长，中国工程院院士，原国家卫生部党组副书记、副部长王陇德为您讲解。

* 运动的重要性

"千年王八万年龟"是一句俗话，说明龟的寿命很长，但它和人类是有所不同的。乌龟的身上有230多块骨头，可是只有90多个关节。而人体有206块骨头，总骨头量比乌龟少，但是却有230个关节。这么多的关节，如果不活动的话，必然影响到健康。关节软骨中没有血管，关节软骨的保护靠关节液，而只有在运动的时候，才会分泌大量的关节液，它能保证关节软骨的营养。如果人类像乌龟一样不怎么运动，是绝不可能保证身体健康的。

* 运动的选择

1. 力量型运动

运动方式一般来讲有耐力型和力量型两种。大多数人采取的是耐力型，如打乒乓球、跳舞、走路、慢跑，都是适合中老年人的运动方式。大家可能忽略了一个重要问题，即对中老年人力量型运动的要求。国际上也是最近才认识到，中老年人出现健康问题的最大症结，是肌肉的逐渐丢失。从30岁左右开始，如果不刻意锻炼肌肉，那么到75岁，和30岁相比，肌肉只剩下50%，丢失了一半。肌纤维的条数是在出生时就已经确定的，不可能再增加，一旦丢失也不可能恢复。肌纤维的不断丢失造成许多健康问题的发生。锻炼也不能使丢掉的肌纤维再次生长，但可以使肌纤维丢失的速度变慢，使得现存的肌纤维增粗。肌纤维增粗可以预防很多疾病。美国心脏学会最新公布的保健指南里，首先提出了65岁以上的老年人每周要做两次8～10分钟的力量训练。力量训练可以是哑铃、仰卧起坐、俯卧撑等。它能保证肌肉的力量，特别是上肢肌肉的力量。

2. 足部冲击运动

中老年人除了肌肉问题，还有骨骼问题。比如中老年人钙流失，很多人都会出现骨质疏松，而骨质疏松的原因，除了摄入的钙量少外，还有缺乏运动。足跟冲击运动——走、跑、跳，能促进人体钙的摄取，使血液里的钙转移到骨骼里。少林寺的武僧之所以如此经打，是因为他们天天在习武，骨骼加强了。人体的自我代偿机制是非常强的，感觉骨骼的硬度不够，就能加强。很多中老年人喜欢游泳，实际上，游泳不利于骨骼的加强，在运动员中，游泳运动员的骨密度最低。人体在水面上，

适当的力量型锻炼，可以使肌纤维丢失的速度变慢，同时使现存的肌纤维增粗，从而预防多种疾病的发生。老年人每周要做两次8～10分钟的力量锻炼。

骨骼没有撞击作用，骨骼感知不到软硬程度。像航天员上太空，失重的情况下，待的时间稍微一长，回到地面要预防的第一个问题是骨折。因此，一定要有冲击运动，尤其是足跟冲击运动。跳绳就是一项非常不错的运动。

丁女士是个热爱运动的人，现在退休了，也一直坚持锻炼身体。几天前她听说小区里要举行跳绳比赛，也准备参加。为了跳出好成绩，这天她刚来到公园就急急忙忙地练了起来，可是意外却发生了。她刚跳了几下就感觉腿部一阵剧痛，当时就不能动了，随即被送往医院进行检查，诊断为大腿根部骨折。

专家提示

丁女士的问题在于她事先不知道自身存在骨质疏松的情况，所以中老年人一定要定期检查。在做健身运动之前，要知道身体有哪些问题。骨质疏松是中老年人中普遍存在的问题，跳绳容易骨折，走路摔跤也能导致骨折。原因并不在于跳绳这项运动，而在于自身骨质的问题。如果通过检测，骨密度没有发生特别严重的问题，是可以做一些跳绳类冲击运动的，它能增加人体的骨密度。

3. 热身运动

很多人对于准备活动不够重视，同时，随着年龄的增长，肌肉、肌腱老化变硬，突然锻炼，很容易扭伤。准备活动是非常必要的，但实际上准备活动并不是走一走、晃一晃这么简单，一定要有拉伸运动。运动热身最主要的方式是不同部位肌肉肌腱的拉伸。三角肌容易损伤，运动前要做拉伸运动。拉伸主要是三个方位：侧、后、前。拉伸三角肌后头要把右手伸起来放到后背中央，左手伸起来拉住右胳膊的肘部，往头后方拉，拉到头后方持续 20 ～ 30 秒，接着松开，再拉伸对侧。三角肌的侧

中老年人一定要掌握自身骨质情况。可多做走、跑、跳这样的足跟冲击运动，以增加骨密度。

头拉伸方法是，右手握拳伸到左侧去，左臂从右臂下伸过来拉住右臂，右转体拉伸，能感受到拉紧为宜；拉伸三角肌前头的动作是两手在身后交叉，抬头挺胸，抬背。

* 运动的要素

据调查，50 岁以上的中老年人，85% 都有一个或者多个关节的退行性骨关节病，平常没有症状，一旦过分负重就可能出现疼痛等症状。疼痛非常剧烈一定要就诊，检查关节是否出现问题。另外，在运动时不能骤然加大运动量，要根据自身情况逐渐加强，做适量运动。适量运动包括 3 个要素：第一是频度，一定要每周 3 次以上，最好是 5 次。如果平时因为工作忙不做运动，到了周末，一次运动几个小时，大汗淋漓，反而可能发生心脑血管突发事件。第二是时间，每天运动时间一定要在半小时以上，才能达到身体所需要的量。第三是强度，强度通过心率进行判断。很多人的锻炼是散步，实际上，散步时心率根本没有达到要求。只有心率上去，才能锻炼到心血管。法国国立医学研究所做过一个观察，发现静息时，如果心率升高了 7 次，和心率不变的人群相比，死亡率上升 47%，而如果心率降低了 7 次，死亡率下降 18%。锻炼心脏就要使心率适当地加快。最简单的标准就是 170 减去年龄，例如 50 岁，锻炼时心率应该达到每分钟 120 次，60 岁心率应该达到每分钟 110 次。通过测量心率可以帮助判断运动是否有效。

运动要把握好频度、强度、时间三要素。强度的把握要以运动后 5 ~ 10 分钟心率恢复到正常值和第二天不会感到疲劳为宜。

第四章

全景解析脑卒中

讲解人：王拥军

首都医科大学附属北京天坛医院副院长，北京市脑血管病抢救治疗中心主任、主任医师

* 脑卒中，究竟伤了谁？

* 脑卒中为何复发率极高？

* 化验单正常为什么也不能私自停药？

* 换季输液能预防脑卒中吗？

为什么脑卒中的阴影笼罩不散？到底还有多少人被它剥夺了健康和生命？面对脑卒中的魔手我们该怎样去对抗？什么样的原因使脑卒中成为纠缠不休的噩梦？到底在预防和治疗中还有哪些误区？首都医科大学附属北京天坛医院副院长，北京市脑血管病抢救治疗中心主任、主任医师王拥军，为您细说预防脑卒中的学问。

* 什么是脑卒中

脑卒中，医学上叫急性脑血管病，是供应脑的血管出现出血或者缺血引起的疾病。它分为两大类：一类像家里面的水管出现了管道的堵塞，如水垢把水管堵住了，没有血流，这种叫缺血性脑血管病，就是老百姓说的脑血栓；另一类像家里的水管突然爆裂，血流到了血管外面，叫脑溢血或者脑出血，这类血管病比脑缺血更为凶险。

* 脑卒中危害健康和生命

脑卒中是死亡率非常高的一种疾病，即使是生存下来的患者，也会有 3/4 的人留下不同程度的残疾。北京市是脑卒中高发地区之一，脑卒中成为北京市民死亡的第一位病因。

* 找出危险因素　远离脑卒中

从医学上讲，脑卒中高危人群指具有一个或者一个以上危险因素的人。第一个危险因素是性别，男性当中患脑卒中的人会更多。第二个危险因素是年龄，随着年龄的增加，患脑卒中的危险程度也在增加。第三个危险因素是有家族病史的人，父母、祖父母得过脑卒中，他患病的概率会比其他人更高。第四个危险因素是人种，黄种人和黑种人都是脑卒中高发的人种，这是无法改变的。只要具备一个或者一个以上的危险因素，就列入脑卒中的高危人群，这一部分人，需要加强对脑卒中的防治。

危险因素和原因之间不是因果关系，不是所有患高血压的人一定会患脑卒中，但是有高血压的人患脑卒中的机会会增加 4～6 倍，它只是一种危险性的增加。从医学上讲，可以通过一个人的危险因素评估去估算他 10 年或者是一年之内发生脑卒中的机会。比如危险因素都具备，可能 10 年内发生脑卒中的机会可以高达 80%；如果没有危险因素，可能 10 年内患脑卒中的风险会降低至 5% 以下。

* 脑卒中是复发率极高的疾病

脑卒中是一个高复发性疾病，它的复发率很高。普通人如果发生一次脑卒中，5 年之内再次复发的概率是

33%，也就是说至少有 1/3 的脑卒中患者，在 5 年之内会由于同一种疾病再次走回医院，每一次复发换来的，都是身体残疾程度的倍增。

* 脑卒中的预防

脑卒中的预防分为一级预防和二级预防。所谓的一级预防，就是对于那些有危险因素但是还没有发病的人，预防第一次发病所采取的措施。如果已经发病了，为了预防复发而采取的措施，叫二级预防。

从概念上讲，一级预防就是一句话：寻找和去除危险因素。要求每一个人知道自己是不是有危险因素、是不是高危人群，目的就是找一些适合的预防手段。比如很低危的人，只需要进行健康教育，告诉他什么叫健康的生活方式。中危的人要改变生活习惯，比如要增加运动量，每周至少要运动 3 次以上，每次运动要半个小时以上。运动量够不够有一个基本的指标，就是在运动之前和运动之后数一下心率，一分钟的心率增加 10 次以上，才是充分的运动。除此之外，还要改变一些不良的饮食习惯。对于高危人群，除了干预生活方式之外，有些还需要药物控制。

* 化验单正常也不能私自停药

二级预防针对的是已经发生过脑卒中的患者，也就是说预防这些患者再次发病。对于所有的脑血管病患者来讲，在 5 年之内复发的机会是 30%，但是这 30% 不是 5 年平均分布的，而是越早复发率越高，在第一年为 12%，第二年就会降一点，第三年会更低，所以在第一年的预防要比后面更为重要。

预防的措施、原则和一级预防是一样的，但是强度不一样。经常到医院，医生会化验血脂，血脂里面会看到很多反映血脂水平的值，后面有正常值，一级预防的指标基本上达到正常值，就达到了预防目的。但二级预防需要化验值更低。

一些患者觉得现在已经正常了，就会把药物停掉，停药对于二级预防的患者来说是非常危险的。因为患过一次脑卒中的患者，复发概率远远高于普通人群。但是，二级预防中，如果患者合并糖尿病，他的复发危险度就更高，需要把血压控制在 130/80 毫米汞柱以下，血脂值也不一样，比一般人要求更严格，这就意味着选用的药也是不一样的。比如降血脂有多种药物，能买到的有几十种，它们的力度是不一样的，有的很弱，有的很强，所以需要服用何种药一定要经医生确定，并不是强的药物是好药，也不是说弱的药物是好药，它们适合不同的人群。

* 保健品不能代替常规药品

有一位患者是离休的老干部，他有轻微的脑血管病，脑血管里面有一个很窄的血管，到了医院之后，医生在他颅内放了一个支架，随即痊愈了。但此时他的预防是不能放弃的，支架不是一劳永逸的措施，后面还需多种预防手段，比如服用抗血栓药。患者觉得已经没有症状了，支架都安放了，认为不需用如此强的药物，于是就把药物换成了保健品。两个月后因偏瘫再次回到医院，医生当时也觉得非常可惜，因为所有做过脑血管支架的患者，在这么短的时间内复发的只此一例。所以在二级预防中，科学的二级预防是至关重要的。这就需要掌握一个基本的知识，大家应该知道处方药物是不允许做广告的，做广告的都是非处方药。

* 盲目输液不可取

大家都有一个误解，就是认为静脉用药一定比口服用药好，但是在预防上肯定是不对的，到目前为止没有一个有预防作用的静脉点滴药物，全世界范围内都没有这样的药物。所有的药物，预防首先要强调长期的作用，不能靠突击。在医学上讲，任何药物都有一个半衰期。所谓半衰期，即药物起效的这一段时间是有限的，静脉点滴的药物最长的半衰期也不会超过 24 小时，不能用静脉点滴这些药物去通动脉。静脉到动脉之间还有一个毛细血管网的阻挡，要用静脉点滴溶开动脉的那些粥样硬化不可取，第一是比较遥远，第二是对动脉粥样硬化，现在没有有效的溶解药物。很多患者采用每年输两次液，把平时的药物全放弃的做法是更为危险的。一两次静脉输液不会降血糖、降血压，也不能治疗动脉粥样硬化，危险因素仍存在。很多人为了预防而用药，结果出现了药物带来的肝脏损害。医生甚至遇到过因为预防性使用某一种静脉点滴的中药，出现急性黄疸，患者差点失去生命，患者黄疸之后又做了透析，用了很多的强效药才勉强保住性命，但是生活质量变得更低了。

* 脑卒中的用药误区

医生遇到的患者，在发病急性期最容易出现服用安宫牛黄丸的情况。家里可能会备有这样的药物，在有症状的时候，先不找医生，而是给患者灌安宫牛黄丸，这是非常危险的。第一，安宫牛黄丸对脑卒中早期是没有治疗作用的。第二，脑卒中早期的时候很多人有吞咽困难，很可能造成误吸，把食物吸到气管里边去，产生肺部感染。中国脑血管病患者第一死亡原因是肺部感染。

有的人觉得高血压是脑卒中的症状，先服用降压药。但脑卒中早期是不可以服用降压药的，这样很危险。在脑卒中的早期，血压要维持高一点，不能降血压，降血压是有危险的，只有在病情稳定之后才能降血压。因为早期的时候，也就是脑血管缺血的时候，血管变窄或者闭塞，就像家里一个水管管道一样，一个地方很窄，远端的压力会很低，所以周围的地方会缺血，这个时候需要全身近端的压力升上来。血压升上来之后近端和病变之间会造成一个压差，这样才能保持供血，如果把近端压力也给打下去的话，这种推动血液流动的压力就没有了，这个时候远端的梗塞面积就会扩大，缺血的面积会越来越大。

* 早期识别脑卒中

不要把宝贵的时间和精力浪费在区别出血性还是缺血性脑卒中上，应该学会识别脑卒中的早期表现。脑卒中的早期识别有很多专业的知识，对于普通人来讲，只需要掌握最简单的方式。

有三个动作非常简单：首先可以对着镜子微笑，如果发现嘴角左右明显不对称，则说明有面瘫的可能。其次可以双手伸到正前方平举，如果一只手臂总是掉落的话，则可能是早期偏瘫的表现。最后还可以让患者说一句平时可以顺利说完的绕口令，如果不能的话，则表示可能出现了语言障碍。如果发现这三个动作有一个异常的话，就要高度怀疑是脑卒中了。那么，什么样的身体

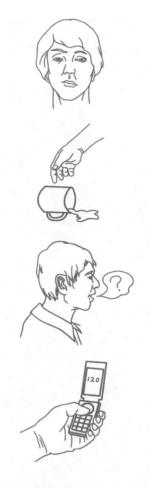

状况跟脑卒中有关系呢？第一，一侧肢体的一过性活动不利，比如说有一只手不听使唤，老掉东西，或者走路的时候，一条腿老有拖的动作，过一两分钟就恢复，这是第一种早期的症状。第二，一侧肢体麻木，四肢均匀的麻木一般不会是脑卒中。第三，脑卒中的症状就是说话不利索，或者听别人说话内容不真实，或者自己讲话的时候找不到适当的词语，会有一种词语的缺乏感。

脑卒中早期的症状，比如说突然出现严重头痛，这个所谓头痛就是平时没有经历过的头痛，持续时间超过一个小时，往往是脑卒中；还有一个就是眩晕、头晕，看周围的东西在旋转，只有闭上眼睛才会舒服，睁开眼睛就会吐，这种情况往往是脑卒中。如果出现这些症状，再加上三个动作的判断，就可以判别是不是脑卒中了。

* 身边出现脑卒中患者怎么办

如果发现家里人或者朋友患脑卒中，你在旁边的话，要立刻把患者就地放平，不要拖拽，把患者最上面的衣扣解开，保持其呼吸道通畅，头偏向一侧，最好把窗户打开保持通风。如果家里有血压计的话，给患者量一下血压，血压无论高还是低，唯一能做的是把血压值记到一张纸上，不要干预他。另一个正确的方式是拨打急救电话，让急救车到现场。北京市现在的急救水平是很高的，可达到急救半径都在 15 分钟之内，即离家最近的一个急救站的急救人员到现场的时间不会超过 15 分钟。

第五章

脑卒中发生后的康复原则

讲解人：王拥军
首都医科大学附属北京天坛医院副院长，北京市脑血管病抢
救治疗中心主任、主任医师

　＊ 脑卒中分为哪五个阶段？
　＊ 如何有效利用恢复关键期进行康复？
　＊ 脑卒中发病后肢体功能是怎么丢失的？

　　在脑卒中的急性期，患者和患者家属的参与不需要太多，因为大多数是医生在治疗。但是回家之后更多的是需要患者和患者家属的努力。在康复期如何做好康复？如何能够把正确的康复措施用到脑卒中患者身上？首都医科大学附属北京天坛医院副院长，北京市脑血管病抢救治疗中心主任、主任医师王拥军为您讲解。

＊ 脑卒中分为五个阶段

　　脑卒中发生后有分期，医生把它分成了五期。第一期叫超急性期，就是从发病开始的 3 个小时之内；从超急性期进入第二个时期叫急性期，一般超急性期患者可能在家里或者去医院的路上，到了急性期的时候大多数患者已经到了医院的急诊室，这个时间会持续 24 ~ 48 个小时；之后进入第三期叫亚急性期，也就是急性期之后的这一段时间，亚急性期会持续几周的时间；第四期为康复期，患者逐渐开始机体的康复，但是有很大一部分患者会留下后遗

症；第五期是后遗症期。

* 脑卒中发生之后每个时期都很关键

从发病开始的超急性期和急性期这一段时间，医生在这个时候能够做的主要是急性期的治疗。医生把治疗分为两类：对于缺血性脑血管病，可以溶解血栓、开通血管；如果血管破裂的话，在这个时期把血止住，可以用外科或者药物的方式止血。在病情稳定之后，进入亚急性期，医生从医疗上给患者提供帮助的是两个方面：一方面是康复，就是让残疾的肢体能够慢慢地恢复正常；另一方面是预防复发。每一个时期都很重要，只不过每一个时期医生治疗的重点可能有所转变。

* 了解人体左脑的功能

左侧大脑半球第一个功能是指挥右边肢体的运动，所以当左半球出现问题，右手右脚的活动就没有了；另外说话是左脑的功能，所以左脑出问题就不能说话；左脑还控制数字，大家能数数、会简单计算，知道七加八等于十五，这是靠左脑的功能，左脑出现问题了，计算就不好；左脑还控制书写，左脑里有书写中枢，当书写中枢出问题的时候就不能书写了；左脑还有高级推理功能。所以左脑出问题，就会出现这些相应的功能障碍。

* 了解人体右脑的功能

右脑功能也很重要。当右脑发生脑卒中的时候，出现的第一个症状是左侧的肢体不能活动；右脑还有一个重要功能，我们能听美妙的音乐，能哼唱一些很优美的两个脑半球出现脑卒中的症状不一样，在康复的时候，也需要不同的康复手段。

旋律，都是右脑的功能，右脑有欣赏音乐的功能，所以右脑发生脑卒中时，会丢掉鉴赏音乐的能力；定向功能也是右脑的功能；右脑还有一个空间构架能力，知道东西南北，比如做一个动作，用右手摸一下左耳朵，一旦右半球出问题，这个简单动作就不能执行；右脑还有其他的像艺术、绘画等功能；当右脑出现问题的时候，会出现不认识人等情况。

* 脑卒中康复的三个层次

脑卒中分三类进行康复：第一类康复针对的是残疾程度，第二类康复针对的是残损程度，第三类康复针对的是残障程度。康复的时候根据患者的损害级别、不同的损害等级，在不同的时期，选择不同的康复手段。在所有脑卒中患者中，10% 可以完全恢复正常，即和健康的时候完全一样；完全不能恢复的人，就是医学上的植物人或者植物状态，同样是 10%；剩余 80% 的人是部分恢复。康复治疗越早、越正确，完全康复的程度越高，甚至能达到 20% ～ 30%，所以早期康复在脑卒中的恢复中是非常重要的。

* 脑卒中康复的四项基本原则

脑卒中的康复原则一：越早越好。过去说康复都是出院了，转去康复中心，这就不符合康复的原则。什么叫早呢？一旦病情稳定之后，在 24 小时内要启动康复，就是患者病情稳定了，不再变化了，等待 24 小时，观察 24 小时，患者病情不继续加重，或者不再波动了，康复在这时候就开始了。不是住了两三个星期医院，回去后才想起来转康复中心，那个时候最佳康复时期已经错过了。

脑卒中的康复原则二：主动参与康复治疗。就是患者必须主动，主动的康复比被动的康复效果要好。

脑卒中的康复原则三：康复应与治疗同步。不要因为康复放弃了药物，也不要因为药物放弃了康复，要两种措施齐头并进。如果不用药的话，有 1/3 的患者在 5 年之内会因为同一个病重新走进医院。

脑卒中的康复原则四：康复需长期坚持。康复是一个漫长的过程，是一个持续的过程。

* 按摩和针灸不是康复的基本措施

针灸、按摩不是康复的基本措施，它对康复是没有坏处的，但是一定要选择适当的时候进行。什么时候用针灸？在肌张力很低的时候，患者在早期有时候肌肉很软，这个时候用针灸好；当肌肉张力高起来的时候，不要用针灸，否则针灸越扎痉挛会越重，因为疼痛刺激会加重痉挛。

按摩是物理治疗中的一种手段，可以帮患者缓解一下痉挛、挛缩或者其他并发症带来的疼痛，但是不能把它当作康复的一种基本措施。

第六章

脑卒中发生后的恢复与并发症的对抗

讲解人：王拥军

首都医科大学附属北京天坛医院副院长，北京市脑血管病抢救治疗中心主任、主任医师

* 脑卒中不同时期的康复要点如何把握？

* 脑卒中康复期可能出现哪些并发症？如何对抗？

脑卒中患者的神经功能受到影响，比如手系扣系不了，恢复这个动作是非常困难的，需要漫长的过程。任何一个功能的恢复都是有技巧的。如何科学地帮脑卒中患者恢复神经功能？首都医科大学附属北京天坛医院副院长，北京市脑血管病抢救治疗中心主任、主任医师王拥军为您解答。

* 住院期间康复要点

1. 正确的卧位

早期康复第一个原则是在住院期间和前一周这段时间，重点的康复就是卧位，静也是康复，从医学上要求"所有的关节处于功能位"。躺在床上两个脚的姿势是和地面垂直90度，这是功能位，但脑卒中患者肢体瘫痪的时候，就保持不了90度，总是往下垂，所以在早期的康复中需把它们恢复到功能位。上肢如果瘫痪，总爱屈着，鉴于屈肌力量好恢复，伸肌的力量难恢复，必须让患者关节处于伸展位，处于功能位，不然在后期出现痉挛就无法康复了。

2. 让所有关节处于功能位

早期康复的第二个原则，就是让所有的关节处于功能位。比如说在住院的时候，脚上用个枕头把脚给顶一下；有些有条件的医院会有下肢的支具，用一个塑料的鞋套给套上去，这样患者的脚就不会下垂了。另外，手也可以用夹板绑直。

3. 维持关节活动度的训练

早期康复的第三个原则，是维持关节活动度的训练。早期患者瘫痪肢体不会动的时候，家里人要辅助患者，比如关节伸直，每天要做两三处，在不同的位置去保持最大程度的关节活动，关节能活动到什么程度，就保持在什么程度。但是这个时候应鼓励患者用健侧手自己去做，这样患者的锻炼机会多一些。

4. 训练正确的坐姿

早期康复的第四个原则是要训练患者坐在椅子上或者轮椅上的动作，让其像小学生坐在课桌前一样，腰挺直，两个肩膀持平。如果患者肩部恢复不好，在恢复中会疼痛，这会给后期治疗造成很大麻烦，因为一旦疼痛，患者就不愿动上肢，所以早期一定要注意肩部的活动。

* 康复期的重点是做运动性的训练

一周之后，即在康复期的时候，重点做的是一些运动性的训练。患者回家之后，马上就面临着怎么去恢复上肢和下肢的功能问题。下肢是以步态的训练为重点，上肢是以各个关节的运动为主，物理治疗和作业治疗相结合，一方面是锻炼近端的肌力，另一方面是训练手的精细动作。恢复的时候一定是近端肌力先恢复，精细动作后恢复，康复的时候要记住这个规律，切忌着急。

* 步态训练的基本方法

要让患者的步态有正确的姿势，尽可能维持他在病前身体的姿势，两个肩膀要平，两眼向前平视。在医院里如果有条件的话，可以采用减重的行走方式。减重行走是现在非常时髦的一种康复，用吊带把患者半吊起来，让患者感觉整个身体体重减轻，像在太空中行走似的，这样他的姿势容易保持正确。在行走的时候，如果下肢老是出现拖拽的话，继续行走一定要加上一个支具，让踝关节永远处于和下肢 90 度角的位置。如果脚尖总是拖地，这个姿势时间久了以后，踝关节就会出现痉挛、变形。运动功能丧失之后，康复其实是个再学习过程，如同小孩学步一样。

* 康复过程中要采用精细动作的训练

医院里面有很多训练手的工具，用不同粗细的小木棍，插进一个个孔里面，跟小孩的玩具一样，让患者去搭积木，训练精细动作。在家里面也可以买一些积木，或者用不同粗细的木棍练习插孔，用小孩玩具也可以。医生建议家里有患者的时候，要尽可能模仿真实的生活去训练，比如去拧一个很小的瓶盖。手的训练，最原始的办法是捡东西，把一个个核桃捡到另外一个器皿里面，这样可以训练手的动作。等患者捡得非常熟练的时候，改成花生米，这样难度就会增加很多，然后每天坚持；等花生米捡得很熟练的时候，再改成小一点的黄豆；黄豆捡熟练的时候改成绿豆。从粗大的运动开始，逐渐变得精细，但是越模拟日常生活越好。

* 功能恢复需要两大要素

恢复的程度有多个决定因素。第一个决定因素是病变的大小和病变的部位。如果一个病变正好是一侧半球全部坏掉了，这个时候患者本身是康复不了的，因为康复的基础是必须在周围有正常可以使用的脑组织，在这个脑组织都没有的时候是无法康复的。第二个决定因素就是康复得是不是及时和正确。在早期训练的时候，患者的恢复情况会呈一个直线状态，一天比一天好，患者进步很快，到 6 个月的时候达到平台，但这不是绝对的。如果前 6 个月没有采用正确的康复措施，后边还是有机会的。

* 强制性康复不可少

康复有个理念叫强制性康复，就是限制你运动。比如右侧偏瘫的患者，很习惯上来就用左手。因此在康复过程中，要限制健侧肢体，强迫用患侧肢体，这样强制性训练，康复效果比较好。

* 出现肌肉痉挛必须进行康复治疗

痉挛对患者康复是不利的，所以患者一旦出现痉挛，必须采用治疗的方法控制痉挛。第一，可以采用物理疗法，比如用温水泡一下，揉一揉，把肌肉松弛开，过度的寒冷刺激会使痉挛加重。第二，可以用一些药物，最简单的药物有口服的抗痉挛药，但这个药物一定要在医生指导下服用，如果服用不当，健侧肢体也会肌肉松弛。一定要控制病变的肌肉刚刚松弛，而健侧肌肉不受影响的剂量，剂量要慢慢去摸索，所以要从小剂量一点点加。

如果这个时候还未见效，还有最后一个办法，局部打肉毒素。因为肉毒素是蛋白质，人体内总打蛋白质会产生抗体，抗体一旦产生之后，剩下的蛋白质就再也不起效果了，所以这个只能短期使用，不用于长期治疗。

* 60% 以上有痉挛症状的人可以恢复正常

60% 以上有痉挛症状的人是可以恢复正常的，它取决于早期的康复措施是不是得当。什么样的人容易痉挛呢？一类是病灶比较大的人，另一类是早期的关节位置摆得不正确的人，痉挛发生率比较高。

* 脑卒中康复期可能出现并发症

在脑卒中的康复过程中，还会出现一些插曲，这是所有患者和家属在康复中所不愿意看到的。这些插曲就是在康复中所出现的一系列并发症，例如关节挛缩、骨质疏松、肩关节半脱位、静脉曲张、肺栓塞等。

* 康复期的并发症一：废用综合征

脑卒中后的第一大类并发症是废用综合征。废用综合征是指患者因长期卧床不活动或活动量不足及各种刺激减少，全身或局部的生理功能衰退。最常见的有三种情况：第一种是废用性的肌无力和废用性的肌萎缩。因为肌肉长期不用会出现萎缩，最简单的办法即可以用皮尺量一下，看两侧肢体有没有差别，如果一边比另一边细，就可能出现了肌肉萎缩。肌肉萎缩很多时候是由肌肉本身的疾病造成的，但是长时间不使用肌肉，本身就会萎缩，这种类型的萎缩叫作废用性肌萎缩。第二种是关节的挛缩。关节开始变形，变成了挛缩状态，即变成了不正确的姿势状态。第三种是骨质疏松，因为废用所出现的骨质疏松。

1. 肌无力及肌萎缩的预防

第一种废用综合征就是肌肉无力和肌肉萎缩，治疗的唯一办法就是增加肌肉活动量。尽量鼓励患者主动运动。另外，在医学上还有一种替代的办法，就是神经肌肉电刺激，做法是放一个电极在要训练的肌肉上，比如肱二头肌，用电刺激肱二头肌收缩，代替患者主动地运动。患者瘫痪动不了，但会有运动的意愿，患者想活动的时候，肌肉就会发出一个机电反馈，电的信号传出去，通过电极传给机器，机器接到信号之后，马上知道患者想活动了，随即会反馈一个电刺激，出现电的运动，这是被动运动，这种电刺激是以机电反馈为基础的电刺激。这种电刺激是有效的训练，也是在康复中极其常用的设备，用来预防废用性的肌肉萎缩。

2. 关节挛缩的预防

第二种废用综合征是关节挛缩，也就是关节都处于屈的位置，这也是晚期功能障碍里非常重要的原因。有时候力量恢复了，但是关节没恢复，功能仍然恢复不了，所以预防关节挛缩非常重要。早期要把所有的关节摆在功能位，这是预防关节挛缩的基础。在此基础上，要保持良好的关节姿势和关节位置，这是预防的第一条措施。第二条措施是在患者不能主动运动的时候，要求家属或者患者用对侧的肢体来做关节的被动运动。早期被动运动越充分，关节挛缩出现的概率越低；被动运动越不充分，关节挛缩出现的概率越高。也可以用一些姿势矫正的特殊训练，或者用抑制痉挛的药物来减少挛缩。

3. 骨钙流失预防

在废用综合征中还有骨头的问题。骨头中的钙是通过血液输送的，当偏瘫的时候，关节的运动会减少，骨头使用也会减少，血流会减慢，所以运送的钙质也会相应减少。钙是用来增加骨头的强度和刚性的，人体内有一个自我调节机制，当你的骨头不需要刚性的时候，它就会脱钙；当需要刚性的时候，会增加钙。所以，脑卒中发生后的患者不运动，身体就会认为骨头不需要刚性，这时候钙就会丢失，导致患病一侧很容易出现因为骨质疏松导致的骨折。因此在康复时，患侧一定要负重，患侧负重时骨质的血流会增加，运送的钙会增多。也可以适当地给患者吃一些高钙的食品，比如多喝牛奶，但负重是基础，若喝完牛奶后不负重的话，钙就流失了。

＊康复期的并发症二：肩部综合征

脑卒中后的第二大类并发症，称为肩部并发症。肩部的并发症又分为两类：第一类是肩关节半脱位，第二类是肩手综合征。肩关节半脱位就是肩关节从原来的关节窝中掉出来了，俗称"脱环儿了"，之所以会这样是因为患者的肌肉无力，尤其是合并肌肉萎缩的时候，没有可支撑的肌肉，肌肉不能把关节拉回关节窝。

1. 肩关节半脱位的表现及预防

肩关节半脱位最早的表现就是患者肩关节向下倾斜，而且患者往往不会让人碰触，一动就会疼。如果此时还不能肯定，有个动作可以测试：肩胛骨正常是和我们的身体贴得很紧，但肩关节脱位的时候，肩胛骨就贴不上身体了，在肩胛骨的后边可以伸一只手，在医学上叫作异状肩胛，骨头就像翅膀一样，这是脱位的一种表现。但家属不要盲目做这个动作，因为是有危险的，但可以轻轻摸一下，看看关节的缝隙是不是变大了。

肩关节半脱位的预防措施，基础是防止肌肉萎缩，最好用固定肩关节的器具，使关节复位，这样能减少患者的痛苦。

2. 认识肩手综合征

在脑卒中的康复阶段还有一类并发症叫肩手综合征，顾名思义，它表现在肩部和手部，指的是在康复期的时候，瘫痪一侧的上肢突然肿胀，同时伴有肩部和手的疼痛。除了疼痛之外，疼痛会造成患者的主动运动和被动运动受限，往往紧接着肌肉萎缩的速度会加剧。肩手综合征的机制是因为不运动造成的综合机制，主要是植物神经的障碍，导致支配皮肤和肌肉的植物神经出现了问题。

3. 肩手综合征的预防

第一，要防止腕关节的掌曲。第二，可以用向心性压迫手指的方案，缠绕压迫。每天克服疼痛，进行按压和锻炼，等慢慢适应之后就不疼了，可以有效防止肩手综合征的出现。家属也要注意，患者即使不配合，也要克服，越不动越疼，越疼越不配合，会造成恶性循环，只要运动，这一关会慢慢过去。刚开始的时候很疼，但运动一段时间之后，消肿后就不疼了。

* 下肢深静脉血栓的危害

形成下肢深静脉血栓后，血栓堵塞血管，会导致腿肿，严重的甚至会发生皮肤破溃，一旦血栓随着血液的流动脱落，就会引发肺栓塞。脑血管病患者，有10%的人死于肺部血栓，是因为下肢深静脉出现问题，下肢深静脉血栓是脑血管病非常重要的并发症之一。所有偏瘫患者有多少人下肢会出现深静脉血栓的问题呢？最低的统计是11%，最高的统计高达60%，也就是从理论上讲，至少有 33% ～ 50% 的人，下肢会出现问题，但是真正出现下肢肿胀的人，情况已经非常严重了。

* 寻找预防下肢深静脉血栓的方法

脑卒中后有些患者由于不能活动，导致下肢深静脉血栓形成的风险增加。静脉与动脉不同，动脉是靠压力把血压往全身各处，而静脉是靠周围的肌肉的压力，把血液输送回心脏。经常活动，肌肉力量够，静脉就不会出问题，但不动的时候，肌肉给静脉的压力不够，静脉的血液流速降低，血就容易凝固。因此，预防下肢深静脉血栓，第一是增加运动，第二是要多喝水，第三是吃一些抗血栓的药物，第四是穿弹力袜。

自己判断下肢静脉是否有问题有两个标准：第一是肿胀，两条腿不一样粗；第二是颜色，一条腿皮肤颜色变深。但是，像心力衰竭、肾病等疾病，也会导致腿肿。怎样来区分腿肿是由深静脉血栓造成的还是由其他疾病造成的呢？最简单的一个办法，就是由其他疾病导致的腿肿，一般是双侧同时肿，如果腿肿不对称，一条腿轻一条腿重，则是典型的静脉血栓的表现。当然，出现腿肿的时候就已经太晚了，这时已经不是预防的问题了，而应该马上治疗。

* 科学预防下肢深静脉血栓

预防下肢静脉血栓有三类措施：

第一类是早期活动。无论是主动活动还是被动活动，只要活动就不会形成血栓。因此要加强肌肉的运动，可以进行按摩，使劲去抓肌肉，无须非常科学的方法，只要去捏肌肉即可，目的是触动肌肉的收缩。

第二类是穿医用弹力袜。它由特殊纤维制成，张力非常强，也非常结实，弹力袜是利用机械原理来预防下肢深静脉血栓，主要是靠压力。瘫痪的肢体本身没有肌肉的收缩，静脉是从肌肉当中穿行过去的，静脉血液的回流要靠肌肉的蠕动，如果肌肉不动，没有压力产生，血液就无法回流，所以需要外界物理的力量产生挤压。弹力袜从脚到腿压力逐渐递减，用挤压的原理促进血液回流，当弹力袜弹力不够的时候，还可以用气囊加压，促进血液回流。弹力袜在使用的时候，24 小时都要穿，如果患者觉得穿着非常难受，可以在平卧的时候脱下来，让下肢抬高，至少抬高 30 度，可以在腿下垫被子或枕头，抬高下肢能让血流回流顺畅。

第三类是用药物或手术的办法。现在用得最多的药物是皮下肝素或者低分子肝素。严重时可以做手术，用外科的方式把血栓取出来。

* 下肢深静脉血栓与静脉曲张的区别

首先，下肢深静脉血栓与静脉曲张病变部位不同，一个是深静脉的病，另一个是浅静脉的病。静脉曲张是指两条腿上能看见静脉像蚯蚓一样鼓出来，是浅静脉的疾病；深静脉血栓是看不见的，只能看见腿肿胀。其次，形成的机制不一样。深静脉血栓有血栓形成，而静脉曲张没有血栓形成，晚期可以并发血栓，但本身发生的时候是因为血管迂曲。另外，在治疗中也是不一样的。如果深静脉出现血栓要用抗凝剂；而静脉曲张只能通过手术治疗了，没有药物可以治疗。

第七章

脑卒中发生后不可忽视的二级预防

讲解人：王拥军

首都医科大学附属北京天坛医院副院长，北京市脑血管病抢救治疗中心主任、主任医师

* 脑卒中病情稳定后还需要哪些医疗帮助？

* 导致脑卒中患者复发的危险因素有哪些？

* 怎样控制诱发脑卒中最重要的危险因素？

脑卒中分为出血性和缺血性两种，也就是常说的脑出血和脑梗塞。脑卒中是危害老年人健康最常见的脑血管疾病，后果非常严重，会导致患者失语、半身不遂，而且，脑卒中是一种复发率很高的疾病，每一次复发，都意味着更严重的打击。那怎样预防脑卒中复发呢？首都医科大学附属北京天坛医院副院长，北京市脑血管病抢救治疗中心主任、主任医师王拥军为您解答。

* 脑卒中 5 年平均复发率为 30%

脑卒中如果不进行积极的预防，3～5 年复发的可能性达到 30%，即 1/3 的人，在 5 年之内会再患一次脑卒中，这是国际上的平均数据。所谓的二级预防就是预防复发。在北京，脑卒中患者第一年复发机会是 27%，赶上了全世界 5 年内的复发水平，也就是说，我们的二级预防工作做得不好。

* 两类人群脑卒中易复发

脑卒中复发的危险因素分为两类：一类是疾病的危险因素，包括高血压、高血糖、高血脂，还有房颤控制得不好；另一类是生活的危险因素，如抽烟、运动少、过度饮酒、生活不规律等。危险因素越多，复发的概率也越高。有三个以上危险因素的人属于高危险人群，高危人群三个月就要进行一次检查，药物调整也要更频繁一些。

容易复发脑卒中的人有两大类：一是基础疾病控制不好；二是有不健康的生活方式。

* 脑卒中患者应及时去医院复诊

医生将脑卒中患者分为三种情况：第一种是一般患者，也就是得病之后没有什么大的变化，吃药维持得很好，这样的患者原则上半年去医院进行一次复查。复查的第一个目的是让医生重新检查危险因素，根据指标调整用药剂量；第二个目的是让医生评估一下半年的康复方式是否正确。第二种是高危险人群，三个月就要进行一次复查。第三种是如果患者有新的症状出现，要随时去医院检查，比如突然感觉一侧肢体麻木，或者原来还能动的地方突然动不了了，这说明有新病灶出现，建议直接去急诊检查。

* 四种手段可检查出脑血管狭窄

1. 颈动脉彩超

颈动脉彩超即用超声波检查颈动脉，因为所有供应脑部的血管都要穿过颈部，所以从颈部可以看到上游血管是否有问题。颈动脉彩超可以看到颈总动脉是否有狭窄、闭塞或者有血管的其他病症。这是最简单的检查，10 分钟就可以结束。

颈动脉彩超和经颅多普勒超声是在临床中应用最普遍的两个检查，费用便宜，对患者没有侵害，也不需要接触放射线及其他有害的检查工具。

2. 经颅多普勒超声

经颅多普勒超声，医学上的术语叫作 TCD，能看到颅内血管。这个检查也是无创的。

3. CT 血管成像

CT 血管成像在医学上称为 CTA，脑部的血管成像同样可以用磁共振血管成像进行检查。

4. 脑血管造影

脑血管造影在医学上称为 DSA，是一种有创检查，对人体有一定危害，要通过导管从股动脉，也就是大腿根部，插到脑血管里，虽然听着很危险，但实际上是危险度非常低的一种检查手段。脑血管造影在所有检查中最准确，也是患者在最后接受血管检查时必须做的一个检查。

第八章

脑卒中发生后科学用药控制危险因素

讲解人：王拥军

首都医科大学附属北京天坛医院副院长，北京市脑血管病抢救治疗中心主任、主任医师

* 脑卒中患者各项身体指标的目标值是什么？
* 为什么脑卒中后对于血压、血脂的监测尤为重要？
* 脑卒中后如何根据自己的情况用药？

经常检查是防范脑卒中高危人群病情复发的有效方法，能控制危险因素中最重要的因素，才能够利于身体健康的恢复。那么什么是最重要的危险因素？首都医科大学附属北京天坛医院副院长，北京市脑血管病抢救治疗中心主任、主任医师王拥军为您解答。

* 脑卒中患者的血压目标值

经历过一次脑卒中之后，所有的化验指标不能以化验单上的正常值为准，而是有另外一套目标值。正常人的血压是 140/90 毫米汞柱，但是脑卒中后的患者要稍微放宽一些，只要控制到 130/80 毫米汞柱以下，就算达到了二级预防控制的目标。

*脑卒中患者低密度脂蛋白胆固醇的目标值

在脑卒中之后，低密度脂蛋白胆固醇最起码要控制在2.6毫摩尔每升以下。很多患者都有疑问，认为自己的血脂不高，为什么医生还要用降脂药。因为脑卒中患者的正常值跟化验单上是不一样的。2.6毫摩尔每升也不是唯一的数据，危险度高的患者可能还要降到1.8毫摩尔每升以下，危险度越高需要低密度脂蛋白胆固醇的数值越低，2.6毫摩尔每升是一个起点值，也是主要目标值。

*脑卒中患者需根据自身情况选用降压药

用降压药有一个规律，要根据降压的同时有没有其他额外的作用来选药。脑血管病患者选药的第一个原则，无论什么药，降压达标最重要，必须把血压降到130/80毫米汞柱以下。如果一种药不能达标，要用两种、三种，不要担心用药多，这时的目的是"不惜一切代价先达标"。第二个原则，脑血管病患者最好用长效降压药物，一个患过脑血管病的患者，降压太快是不太好的，因为脑血管如果有狭窄的话，血压总是高低波动，对血管有损害，所以最好能服用一天只吃一次的长效降压药。第三个原则，要根据是否合并其他疾病选择用药，比如合并糖尿病，医生会选用血管紧张素Ⅱ受体阻滞剂类的降压药，如果有动脉狭窄，则会选择钙离子拮抗剂类的降压药。

*脑卒中患者选择血脂药的原则

降血脂药医生通常会用两类：一类是他汀类。他汀类药物就是名字后边都有"他汀"二字，比如辛伐他汀、普伐他汀、阿托伐他汀等。这类带"他汀"的药物都是降低密度脂蛋白胆固醇的。另一类药都有"贝特"二字。贝特类药物是降甘油三酯的。但是患过脑血管病之后，只有他汀类药物能够预防脑血管病复发，贝特类药物不能预防脑血管病复发。那么，他汀类药物怎么选呢？不能看其他人用什么药，自己就要用什么药。医生根据他汀类药物的作用强度来选择具体的用药，用药取决于患者需要把血脂降到何种水平。比如，目标值是 2.6 毫摩尔每升，而现在的血脂是 4.6 毫摩尔每升，那肯定需要强效的他汀类药物，如阿托伐他汀，而普伐他汀的药效就很弱。

*脑卒中患者抗血小板药物的选择

在中国，常用的抗血小板药主要有两种：一种是阿司匹林，应用最广泛；另一种是氯吡格雷。但是一级预防的时候，只能用阿司匹林，不能用氯吡格雷。在一级预防的时候，服用氯吡格雷会增加死亡风险。

第九章

有效预防脑卒中

讲解人：王拥军
首都医科大学附属北京天坛医院副院长，北京市脑血管病抢救治疗中心主任、主任医师

* 脑卒中的九大危险因素是什么？
* 脑卒中的典型症状有哪些？
* 注意哪些细节能避免脑卒中的发生？
* 冬季预防脑卒中需要注意什么？

如果微笑时一侧嘴角歪或是举手时 3 秒钟之内有一只手掉下来、绕口令说不清楚，都是脑卒中发生的表现。哪些不良方式会导致脑卒中的发生？如何预防脑卒中的发生？首都医科大学附属北京天坛医院副院长，北京市脑血管病抢救治疗中心主任、主任医师王拥军为您讲解。

* 脑卒中的危险因素

全中国大概每 21 秒钟，就有一个人死于脑卒中，每 12 秒钟就有一个中国人新发脑卒中。怎么知道自己有没有脑卒中的危险因素呢？脑卒中共有 9 个危险因素：第一，年龄，女性大于 55 岁，男性大于 45 岁；第二，遗传，父亲或者是兄弟在 55 岁以前患过心脏病，母亲或者姐妹在 65 岁之前患过心脏病或脑卒中；第三，过去患过与脑卒中相关的病，比如冠心病、脑卒中或心律失常；第四，吸烟，或者经常处于被动抽烟的环境下；第五，低密度

脂蛋白高；第六，血压超过 140/90 毫米汞柱，或者是不清楚自己的血压；第七，每天活动少于 30 分钟；第八，体重超重；第九，患有糖尿病，或者正在用降糖药。这九个因素是脑卒中的常见危险因素，如果有一个或一个以上的因素，从医学上定义为脑卒中的高危人群，未来发生脑卒中的风险比较高。

* 脑血管病的分类

人脑中的血管最主要的有两对，靠近前边的一对动脉叫颈动脉，靠近后边的是椎动脉。脑卒中是一大类病，

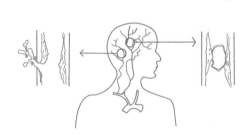

分为缺血性和出血性两类。其中，缺血性脑卒中占整个脑卒中的 70%，又分为两种情况：一类为很短时间就过去了，可能一两分钟肢体麻木、言语不灵活，这种情况称为短暂性脑缺血，往往被很多人忽视。另一种情况是长时间缺血，称为脑梗塞。另一类为出血性脑卒中，也就是血管破了，这种情况占整个脑卒中的 20% 左右，但死亡率很高。

脑血管病可根据血液通畅情况分为两类，一类为脑血管缺血，另一类为脑血管出血。

* 脑卒中的典型症状

脑的每一部分都有特殊的功能，如果脑组织有问题，无论是出血还是缺血，都会产生相应的症状。医学上分为常见症状和其他症状，大多数脑血管病患者都表现为典型症状：第一个典型症状是偏瘫，通常表现为同一侧的胳膊、腿同时出问题，有的人手重一些，有的人脚重

脑卒中症状主要有偏瘫、失语、一侧身体感觉障碍三种。此外，严重的头疼、头晕并伴有呕吐，以及看东西有重影，也有可能是脑卒中的症状。

一些，但一定是同一侧的；第二个典型症状是失语；第三个典型症状是偏身感觉障碍，也就是一侧肢体麻木或者感觉减退；第四个典型症状是突然严重头疼，持续一个小时以上，疼痛无法忍受；第五个典型症状是眩晕，所谓眩晕，通常指看周围的东西在转，同时伴有恶心、呕吐；第六个典型症状是平衡障碍，走路会往一边倒，可能小脑有血管病；第七个典型症状是复视，即看东西重影，当捂住一只眼睛的时候重影消失。

* 脑卒中的预防要从细节做起

1. 运动

预防脑卒中的运动量，应保证每周3次，每次30分钟，每次运动速度为运动量使心率平均增加10次即可。对于老年人来讲，散步是最好的方式。

2. 戒烟

吸烟会增加脑卒中的风险。

3. 饮食

饮食要均衡，多吃水果和蔬菜。如果血糖、血脂都正常，那么可以不严格控制饮食。

4. 情绪

适当发泄情绪，有助于脑卒中的预防。

5. 饮酒

预防脑卒中要从适量运动、戒烟、合理饮食、适当发泄情绪和适量饮酒五个方面做起。

每天饮酒量不超过半杯红葡萄酒、啤酒375毫升、白酒15毫升，对预防脑卒中是有作用的。

* 预防脑卒中要注意预防四种疾病

预防脑卒中要注意预防高血压、糖尿病、高血脂和心脏病这四种疾病的发生。高血压患者要按时服用降压药；45 岁以上的糖尿病患者应至少每年测一次血糖，主要测空腹血糖和餐后两小时血糖。

* 脑卒中治疗要尽快

治疗脑卒中的黄金时间是指：在出现症状后的 4.5 小时之内，在此期间患者能够得到有效的治疗，是可以逆转病情的。但若超过了 4.5 小时再治疗，基本都会留下后遗症，只能靠药物和康复来稳定病情。

* 脑卒中后不可小视的康复训练

脑卒中后的康复主要有三个方面：一是肢体康复，二是语言康复，三是心理康复。通常患者在患病两个月后心情最糟糕，所以家人要跟患者及时沟通，加强心理预防。在康复过程中有四个注意事项：①一定要在专业康复师的指导下进行。②康复是漫长的过程，不能投机。③不能把所有的希望都放在药物治疗上。④让患者做一些力所能及的事情，有利于患者的康复。

脑卒中后的康复要在医生的指导下进行，包括肢体康复、语言康复和心理康复三部分。需要提醒的是：康复训练不要急于求成，该动则动，该静则静；不要盲目用药；家人也不要对患者过分地迁就，尽量让他们自己的事情自己做，过分地溺爱反而不利于患者的康复。

* 脑卒中的二次复发危险大

中国的脑卒中患者，在第一年复发的概率是 27%。脑卒中复发风险的计算方法是：如果您的年龄在 65 ～ 75 岁得 1 分，超过 75 岁得 2 分；如果患有高血压得 1 分，患有糖尿病得 1 分，过去患过心肌梗死得 1 分，患过除心肌梗死和房颤之外的其他心血管疾病得 1 分，有周围血管病得 1 分，吸烟得 1 分，之前有过短暂性脑缺血或缺血性脑卒中得 1 分。如果得分在 3 分以下，相对比较安全；如果得分在 3 分以上，就属于脑卒中复发的高危人群了。

抗血小板药物、他汀类药物和降压药是预防脑卒中二次复发的三大基石。但选药要根据医生的指导，因人而异，不要随便服用。

* 预防脑卒中二次复发的三大基石

第一个是抗血小板药；第二个是他汀类药物，即降血脂、降胆固醇的药；第三个是降压药，因为血压是复发的第一危险因素。合理使用这三种药，可以有效预防脑卒中的复发。

* 选择预防药物要因人而异

如果发生脑卒中风险低，通常只需要进行健康教育即可；如果发生脑卒中风险较低，则需要改变运动方式、生活方式来降低危险；如果发生脑卒中风险较高，就需要进行外界干预，也就是药物治疗了；如果发生脑卒中风险很高，属于极高危人群时，药物治疗就要根据具体情况来制订治疗方案了。

* 预防脑卒中的误区

最常见的预防脑卒中的误区就是定期输液，定期输液是不能预防脑血管病的。第一，医学上有一个用药的基本程序，能口服时不用肌内注射，能肌内注射时不用静脉点滴。脑血管病大多是靠口服药预防，而不是静脉点滴。第二，任何药物都有半衰期，即意味着从开始用药起，药效只能保证一段时间。比如口服降压药络活喜，能保证 48 小时，而静脉点滴的药物半衰期是没有超过两个小时的，即输完药的两个小时内，在体内有药物作用，两个小时之后就已经没有这种药效存在了。第三，任何药物都有不良反应，再安全的药毕竟也是药，不是食品。静脉点滴药物的不良反应一般比口服药物要高一些，可能会带来一些不应该承受的不良反应。

保健品对身体有一定的好处，但是永远要记住一点：保健品不能替代预防药物。所有的保健品没有像药物一样经过规范的临床研究，它的好处到底有多大、坏处有多大，缺乏评估，都是"理论上可能有好处"。医生并不反对大家用保健品，因为既然是保健品，即对机体有保健作用，但是不可以代替药物。有的保健品和药物之间会相互作用，比如像银杏叶类的保健品有抗血小板功能，如果这时候同时服用阿司匹林，会增加阿司匹林出血的不良反应。所以用保健品一定要告诉医生，让医生判断保健品和目前的药物能不能同时服用。

> 定期输液和服用保健品是无法预防脑血管病的。

* 寒冬季节脑卒中高发

冬季脑卒中发病率增加，有两个主要原因：一是温度，二是危险因素增加。假设一个身高 1.7 米的人，体内的血液大概有 6000 多毫升，分布在全身所有的血管里，包括表皮的血管、内脏的血管、脑血管。天冷的时候，外周的血管会收缩，人会起鸡皮疙瘩，会感到寒冷，血管也和所有的固体一样，热胀冷缩，冷的时候血管会收缩。所以外围血管收缩时，表皮的血液就少了，血液都转移到了内脏，会加重心脏、脑的负担。当内脏负担增加时，血压会升高，原来有高血压的患者，在刚进入冬季的时候血压会波动，因此季节对血压有直接影响。在冬季，脑血管发病有两个特征：第一个特征是发病率增加，会增加 15% ~ 20%；第二个特征是冬季脑出血的机会比脑缺血要高，因为血压高的时候血管破裂的概率增加，如家里的水管一样，压力大的时候会容易裂开，是一个道理。另外，冬季大家不怎么出门，所以朋友聚会的机会多，在屋里涮火锅、吃油腻的东西、吸烟的概率也会增加，

> 冬季脑血管病高发的原因：第一，温度；第二，运动少，吃得多。

因此冬季脑血管病的危险因素会增加。

* 冬季预防脑卒中的三个要点

第一，要加强对危险因素的进一步监控。在冬季到来之前，最好到医院做血管检查，查看自己的血管是不是窄了，血管是不是已经快堵了，还是现在血管已经快破了，这些可以提前在医院检测出来。

第二，保暖。保暖包括衣服穿得要暖和一点，洗澡的时候水比体温要高一点，不要用过凉或过热的水刺激身体，等等。

第三，注意饮食，适当运动。北方的老百姓讲究冬天进补，但是现在大多数人都不需要补了，因为本身营养过剩。冬季的时候户外锻炼会减少，但也应该在屋里坚持锻炼。另外，还要远离不良的生活习惯。

在这三个要点中，大家可能对脑血管检查不太熟悉。脑血管检查分四大类：第一类是超声波，包括颈动脉彩超。医院里用超声波可以检查肝、脾等器官，也可以检查血管。医生用彩超的方式能看到清晰的图像，一般红色的血管为动脉血流，蓝色的表示血管中有涡流，说明血管变窄了，医生由此得知血管有问题了。建议冬季到来之前要处理一下。第二类是检查大脑里边的血管，最简单的方式是经颅多普勒超声（TCD），可以直接看到颅内的所有血管。第三类是CT血管成像。它是CT的一种，CT单独有一种技术可以看到血管，但是需要静脉打药。第四类是核磁共振血管成像。同做核磁共振一样，出来的影像能显示血液流经的通路中，哪个地方堵塞，哪个地方狭窄，哪个地方血管变脆弱了，哪个血管长了动脉瘤。有动脉瘤的地方就有破裂的危险。

冬季预防脑卒中的3个重点：①做血管检查；②注意保暖；③纠正不良习惯。

第十章

拯救大脑 回天有"术"

讲解人：王拥军
首都医科大学附属北京天坛医院副院长，北京市脑血管病抢救治疗中心主任、主任医师

* 脑血栓的两个来源是什么？
* 什么是溶栓？

对于急性期脑梗塞患者，最有效的治疗方式是溶栓，溶栓的目的其实是用药物把血栓的主要成分——纤维蛋白溶解到血液当中，使血管通畅。对于不能溶栓的患者，医生会选择其他治疗方式。那么，脑血栓究竟来自哪里？又该如何去除？首都医科大学附属北京大坛医院副院长，北京市脑血管病抢救治疗中心主任、主任医师王拥军为您解答。

* 脑血栓的两个来源

脑血栓有两个来源：一个来源是动脉，如颈动脉或颅内动脉。血脂太高导致动脉粥样硬化，胆固醇沉积后，突然表面出现了破溃，局部会出现血栓，血栓一旦脱落，便会阻塞到远端血管，这也是最常见的一种血栓来源。另一个来源是心脏。如果以往有房颤，无论房颤是持续的、慢性的还是永久性的，在左心房会出现血栓，血栓脱落下来就会阻塞脑血管。这两种情况临床都很常见，脑血栓从动脉来的概率大概是80%，从心脏来的概率是20%。

* 脑血栓的溶栓原理

一个人的体内，都不停地进行着血栓形成与溶解的过程，只是这个过程能达到平衡状态，所以不会形成对人有害的血栓。体内可能某一个地方突然高凝了，即将发生血栓，这时候体内的一种物质——纤溶酶就会过来把它驱散。正常存在于体内的纤溶酶是没有活性的，而是以纤溶酶原的形式存在，必须有一个物质将它"激活"，用药的目的就是"激活"纤溶酶原。人体内也有一些激活纤溶酶原的功能，但不足以溶解大的血栓，假如大脑主动脉已经堵塞，那血栓至少为 2～3 毫米。这时靠体内刺激的溶解作用，是无法溶开血栓的。而脑血栓的溶栓过程，采用的是纯化学方法，要激活体内能够溶解血栓的纤溶酶原，医生用的药叫作组织型纤溶酶原激活物（PPA）。这种药物输进血管之后，最大的好处是把原来体内正在"沉睡"的纤溶酶原激活，使纤溶酶原变成纤溶酶。纤溶酶是具有活性的，它会去溶解那些纤维蛋白原，不停地一段一段去切纤维蛋白，把纤维蛋白切开之后，血栓就溶解了。

* 溶栓开通血管的概率在一半以上

医生应用溶栓药之后，血管完全被开通的概率是 66% 左右，也就是说有 2/3 的机会可以被开通，但是开通并不意味着完全恢复正常。因为原来堵塞的血管，远端可能有一部分组织已经坏死了，所以患者的语言或者行动不像健康人一样，需要后期进行康复治疗。一般从发病到 6 个月，康复效果会一天比一天好，到了 6 个月的时候，如果一些功能还不能恢复，就可能无法恢复了。

* 脑梗塞的最佳救治时间

脑梗塞从有症状到治疗的时间，最佳是 3 个小时，如果是在溶栓经验比较丰富的医院，可以推迟到 4.5 个小时。超过 4.5 个小时，有极个别的患者还有机会。脑卒中的抢救有一个基本的口号：时间就是大脑。每抢一分钟，患者的生存机会就会增加一分，部分医院有专门的脑血管病绿色通道。发病超过 4.5 个小时，或者时间再长的话，90% 的人是不能用溶栓药治疗的，因为这时候可能给患者带来更多的伤害，比如出血或者其他一些不良反应。

* 溶栓药与阿司匹林溶栓效果对比

研究显示，给 100 个患者用阿司匹林，只会有一个人治疗效果好，给 100 个人用溶栓药，则会有 32 个人疗效好，也就是说，用溶栓药比阿司匹林在早期的效果要好 30 ~ 40 倍，溶栓治疗已经是目前最好的治疗方法了。但同时还有一个风险，治疗的同时会带来不良反应，100个人中，有 3 个人会出现不良反应，其中最大的不良反应是出血。因为用药的目的是溶解血栓，而纤溶酶被唤醒多少，其中有很多个体化的原因，包括患者过去是不是吃了阿司匹林，或者过去是不是容易出血。但是，冒着脑出血的风险进行溶栓治疗是值得的，原因是即便发生脑出血，溶栓药不会增加整体患者的死亡率，只会降低致残率。

* 脑卒中溶栓的四项标准

第一，缺血性脑血管病，CT 上没有看见出血，核磁

溶栓有四项标准:
第一,缺血性脑血
管病。第二,没有
溶栓禁忌证,例如
做过其他大型外科
手术,以前患过脑
梗塞,近期做过动
脉穿刺等。第三,
血小板功能正常。
第四,从发病到溶
栓在3小时之内。

共振检查发现是梗塞。

第二,本身不能有溶栓的禁忌证。若患者过去三个月做过手术,且过去得过脑出血,是不可以溶栓的。还有一种情况,患者过去开过胸、开过腹,尤其是最近的6个月之内做过大的外科手术、最近做过动脉穿刺,或者患者在服用抗凝药的过程中发病。比如像房颤的患者,预防的时候经常服用一些其他的抗凝剂,这个时候如果出现脑血管阻塞,是没有溶栓机会的,因为这些都属于溶栓的禁忌证。

第三,血液化验是正常的,最重要的一个化验指标是血小板。因为血小板是体内促进血管愈合的,血小板功能必须正常,否则动脉穿刺或者是操作的时候会带来严重的出血事件,所以血小板必须保持在10万以上。医生在溶栓之前,会给患者做很多检查,看有没有溶栓的禁忌证。如果有的话,即便是在时间窗之内,溶栓治疗也是不可以进行的。

第四,从发病到溶栓在3小时之内。

* 判断脑梗塞的几个症状

第一,最常见的症状是口齿不清,说话词不达意,或者听不懂别人说的话。

第二,常见症状是手脚不灵活,可能发生一侧肢体无力,或者手发麻的情况。

第三,症状会出现眩晕,患者感觉天旋地转,或者走路的时候往一边偏。当出现这个症状时,在家里用非常简单的办法就可以鉴别:①对着镜子笑一下,看两边的鼻唇沟是否对称,微笑的时候嘴歪了,可能说明大脑里有问题;②双手前平举10秒钟,如果突然一边掉落,很可能是早期偏瘫；③说一句稍微复杂一点的话，绕口令或者是难说的句子，如果找不到词或者说不出来、听不懂，就说明语言出问题了。当这三个动作中有一个动作出现异常，要立即拨打急救电话。

* 科学预防脑卒中

第一，到医院去评估危险因素，做血液的化验和物理测量，知晓血压、血糖、血脂的基本情况。

第二，到医院进行血管和心脏检查，看有没有房颤，血管有没有狭窄或斑块。这也就做到了一级预防中的寻找危险因素。如果发现危险因素，接下来就是去除危险因素。

第三，对于高危人群可以用药物去除危险因素，比如用他汀类药物控制血脂，或者用阿司匹林预防血栓形成，但所有的药物必须在医生指导下使用。

完全按照这三步做，90%的人是不会患脑卒中的。

第十一章

速战脑卒中

讲解人：吉训明

首都医科大学宣武医院副院长、神经外科主任医师

* 什么是小中风？
* 治疗脑卒中有哪些方法？

脑卒中一旦发生，死亡率、致残率很高，不仅严重影响患者的生活质量，也给家庭带来沉重的负担。那么急性脑卒中有什么症状？又有哪些治疗方法？首都医科大学宣武医院副院长、神经外科主任医师吉训明教您如何早期发现脑卒中，让生命通道畅通无阻。

* 脑卒中的早期征兆

面部或者肢体的麻木无力，尤其是一侧的麻木无力，这是大脑对侧半球出现问题的早期征象；有单眼或者双眼突然看不见东西或看东西重影；没有特殊原因的，出现严重的头痛，这种头痛像脑袋裂开一样疼痛异常，严重的话出现突然昏迷；不能讲话，或听不懂别人讲的话；出现行走困难、头晕、站立不稳等征象，这些都是跟脑的功能密切相关的，是脑卒中的前兆，一定要及时送往医院检查救治。

* 小中风是脑卒中的前兆

小中风在医学上被称为一过性的脑缺血发作，它持

续时间比较短暂，过一段时间症状会完全消失。但是，小中风如果得不到及时治疗，会演变成脑卒中。小中风表现为短时间的肢体麻木，可以是半边，也可以是双侧。有些人表现为手上端着碗突然掉在地上，自己没有感觉，过一会儿就恢复正常。比较轻的小中风，患者还未觉察到，症状就消失了，严重的可能摔倒，但一两秒钟以后就没事了。还有些人表现为头晕，感觉天旋地转，短则持续几秒钟，长则几个小时，但很快就能恢复。小中风很容易被忽略，但患者一定不能掉以轻心。一过性的小中风也许当时对身体没有太大的危害，但是有 20% 的患者会在 3 个月内发生脑卒中，形成大面积脑血栓，有 60% ～ 70% 的患者有可能在 5 年内发生脑梗塞。因此，小中风需要引起高度警惕，只要到医院做检查，大部分患者都能够找到病因，及时治疗，进而避免发生急性脑卒中。

* 三种方法提早发现脑卒中

出现脑卒中症状常常是大脑的功能出现了问题，主要原因是血管堵塞。血管一旦堵塞，脑的相应部分就不能维持正常功能，它所支配的感觉神经和运动神经就会出现问题。如果是感觉区就会出现麻木，如果是运动区就会出现无力，若是支配我们的眼睛的区域出问题，就会出现看东西两个眼睛朝向不一致。

要想知道患者的症状是不是脑卒中导致的，可以用三种方法进行测试：一是请患者龇牙或者请他笑一笑，观察两侧的嘴角是否对称。脑卒中患者的嘴歪跟平时的表现是不一样的，嘴歪的幅度很大，同时伸舌头，舌头也会偏向一侧。二是请患者回答简单的问题，比如说今天天气怎么样、今天吃饭了没有等。如果神经功能正常的话，就能够准确回答，一旦出现问题就会表现为词不达意，患者听不懂对方说的话。三是如果怀疑患者两侧肢体的力量出现问题，可以让他举起手10秒钟，看看哪边的手会自动掉下来，或者力弱一点，如果抓着患者的手握一握，表现为一侧手的力量明显下降，这也是很重要的征象。脑卒中造成的力弱，与低血糖或者低血钾的力弱不同，后者是全身力弱，也就是乏力。而脑卒中是偏身的，一侧肢体出现力弱症状，并且低钾、低血糖不会出现眼歪嘴斜的表现。

＊脑卒中的治疗有三大方法

1. 溶栓

脑卒中一旦发生后，到医院常规的治疗办法是输液，医学上称为静脉溶栓，也就是用药物让堵塞的血管再通。静脉溶栓治疗血管堵塞，从发病到就诊是有一定时间限制的，一般是3个小时以内。但是大部分患者在睡眠中发病，醒来的时候半身不能动了，或者家人回到家里的时候发现昏迷了，这种情况下无法确定发病时间。到医院通过检查，能够判断患者缺血的脑组织里面，还有多少是成活的脑组织，即可救的脑组织，只要存在可救的脑组织，就可以对它进行溶栓，这样抢救的时间能延长到4.5小时。除了静脉溶栓外，还可以进行动脉溶栓，进行血栓抽吸，通过溶栓药物把血栓抽吸出来。这个时间可以延长到10多个小时，甚至在很关键的部位能延长到2～3天，给治疗提供了更多的机会。

2. 机械性碎栓

机械性的碎栓治疗，是把血栓搅碎，然后很快抽吸出来，保持血管通畅，不需要用溶栓药物，避免了溶栓药物产生副作用，也减少了出血的发生。医生把血管的近端用一个球囊堵塞，把血流阻断，血流是不流通的。在这种情况下从大腿部位经过股动脉，插一根管子到颈动脉，然后通过一个很细微的软管，到达血栓部位，把远端的血栓搅碎，抽吸出来。

3. 手术

直接做手术目前不是首选的方法，但如果患者送到医院的时间已经晚了，脑部大面积梗塞，机械性碎栓没有作用，也可以选择做手术挽救患者生命。另外，通过手术，打开颈动脉，把里面的斑块、血栓取出来，也是一种办法。

脑卒中常规的方法是通过吃药、输液进行治疗，前提条件是不要求血管再通，只是度过危险期，然后进行康复治疗。一旦血管堵塞以后，堵塞远端的脑组织就没有血液供应，随着时间的延长，这部分脑组织就要坏死，最后的结果是偏瘫，严重的甚至直接威胁患者的生命。治疗的理念是医生从根本上恢复血管再通，让缺血的脑组织恢复血流，只要及时治疗，在足够短的时间内，无论是通过溶栓或者机械性碎栓，患者可以完全恢复。目前，小于 80 岁的患者都是可以采用这种方法的。前提条件是通过影像学的判断，患者还有可恢复的缺血的脑组织。CT 和核磁共振检查都可以判断大脑缺血情况，最好的方法是做核磁共振检查，能在第一时间知道血管堵塞以后，所影响的脑组织的体积有多大，同时可以发现可救的脑组织有多大。而 CT 相对比较方便、比较经济，也可以判断可恢复的缺血脑组织。只要记住一旦发现脑卒中的症状，及时地把患者送到医院，第一时间救治，就会有很好的效果。

第十二章

压出脑健康

讲解人：吉训明

首都医科大学宣武医院副院长、神经外科主任医师

* 普通血压计如何预防脑卒中？

* 远程预适应治疗还有哪些意想不到的功效？

* 如何从生活点滴做起，预防脑血管疾病？

在北京，脑卒中已经成为第一死亡原因。除了发病的及时救助外，我们如何才能防患于未然，预防脑卒中呢？首都医科大学宣武医院副院长、神经外科主任医师吉训明，为您介绍一种远程预适应治疗，教您用血压计来预防脑卒中。

* 用血压计进行远程预适应治疗

73 岁的常大妈，前两天忽然感觉右半边身体麻木，行动不便，于是家人赶紧把她送进了医院。经过动脉超声、核磁共振等项目检查，医生给出了诊断结果——双侧颈动脉严重狭窄。可是常大妈年岁已高，身体较弱，所以医生不建议手术治疗。在度过危险期以后，医生给常大妈开了一个方子，叫作远程预适应治疗，就是每天回家用血压计做治疗。这是一种什么样的治疗方法呢？

专家提示

患者出现颈内动脉的重度狭窄，需要放支架把狭窄

的血管扩开。但是对老年人来说，尤其 80 岁以上的老人，这种手术是有风险的，直接把血栓取出来需要开刀，即使是微创手术，老年人也不一定能耐受；同时，放支架也存在经济上的较大开支，不是所有的家庭都能承受。远程预适应治疗主要针对缺血的提前适应，用来训练的血压计跟一般血压计不一样，有两个袖袋，扎在胳膊上，用压力使胳膊血流阻断，坚持 3 ~ 5 分钟。这种方法造成的是胳膊反复缺血，这种缺血对于胳膊是无害的、安全的。反复训练之后，胳膊对缺血就产生抵抗，同时会产生一种抗缺血物质，它随着血液流遍全身，到达大脑、肾脏、心脏。一般再一次发生缺血的状况，人体就对缺血产生耐受，从而避免发生脑梗塞、心脏猝死等意外发生。

急性脑卒中，一般情况只有 3 ~ 4.5 个小时的抢救时间，经过训练以后，抢救时间能延长到五六个小时，给治疗带来更大的机会。脑血管发生堵塞的原因有很多，包括血糖、血脂、血压等，远程预适应治疗的前提条件，是要把这些基础疾病控制好，也就是说基础用药加上辅助治疗，能够达到预防脑卒中的目的。

* 远程预适应治疗的具体操作方法

一般情况下，在训练之前先测量一次血压，一定要保证血压正常，因为老年人常常有高血压，而脑卒中与高血压密切相关。在正常血压的基础上，只要增加 40 毫米汞柱，就可以造成血流阻断。从医学安全的角度考虑，患者需要选择上肢，因为在下肢做容易引发静脉血栓，可能导致肺栓塞，发生意外，而上肢则不会发生静脉血栓。最好是两个胳膊能够同时做，治疗效果会更好。用单侧亦可，可交替进行。需要注意的是，由于人体静脉较浅，

远程预适应治疗在操作过程当中有几点需要注意：首先压气囊的时候速度尽量快，压力可以达到 200 毫米汞柱或者是自己高压再加上 40 毫米汞柱；其次每次充气时间为 5 分钟即可，每次训练 45 分钟，上午、下午各一次，半年一个疗程。

动脉较深，在刚到一定压力的时候，静脉已经阻断了，但动脉还没有阻断，也就是说对上肢还有供血，此时会出现手青紫、发胀、不舒服的感觉。如果打气速度快，动脉和静脉同时阻断，舒适程度要增加很多。每天上午、下午各一次，每次 45 分钟，半年一疗程。

* 控制好基础疾病是远程预适应治疗的前提

脑卒中的高危人群包括以下几类：一是老年人；二是有脑卒中家族史的人；三是肥胖超重，有吸烟、酗酒等生活习惯的人；四是存在血液疾病、肾脏疾病、血管畸形、血管炎症、动脉瘤的人；五是过度劳累、紧张抑郁的人；六是有高血压、糖尿病、冠心病、高血脂等疾病的人。这些高危人群都适合用远程预适应治疗，对高血压、糖尿病、冠心病、高血脂的患者，治疗基本原则是要求把基本的危险因素控制好。比如高血压的患者，应该把血压控制正常；糖尿病的患者应该把血糖控制在正常范围；高血脂的患者需要保证血脂降到正常，甚至在偏低的水平。这是远程预适应治疗的基础，不能不用基础药物，单纯用远程预适应治疗。

* 远程预适应治疗的其他妙用

现代生活，人们运动越来越少，通过远程预适应治疗方法训练一周，精神状态也会不一样，因为它能够增加人体对缺氧的耐受度。例如到青藏高原去，在这之前用远程预适应治疗训练，高原反应就会减轻很多。失眠、头脑不清醒的人，做 10 ～ 20 天的训练，也会有改善。

单独的远程预适应治疗并不能起到良好的效果，必须把高血压、糖尿病等基础疾病控制好了，才能和药物一起，发挥远程预适应治疗和防治脑卒中的效果。

* 预防脑卒中从生活点滴做起

预防脑卒中的关键是对危险因素的控制。要做颈动脉的筛查，目的是早期筛查危险因素，发现高危人群，进行有针对性的控制，避免发生脑卒中。高血压、糖尿病、高血脂是引起脑卒中的最基本的因素，把这些因素控制好，就能够控制脑卒中的发生。生活上，需要保持健康的生活习惯，应该吃低脂、低胆固醇的食物，多吃富含纤维、维生素的食物，多饮水，还应该戒烟限酒，保持一个好的心态。长时间的抑郁、暴躁、气愤、激动，都可能造成人的血管状况改变，进而诱发脑卒中的发生。另外，天气也是一个很重要的诱发因素。假如处于高危的状态，天气的变化可以诱发脑卒中。天气变化引起的血液黏稠，受凉引发的血管痉挛，都会增高疾病的发生率。所以，在季节变化的时候，一定要注意自我防护，避免受凉。最后，增加体育运动，也是非常有效的预防手段。

想要预防脑卒中，可以通过定期的颈动脉筛查，养成良好的生活习惯，调整好心情，以及加强恶劣天气的自我防护和增加必要的体育锻炼等，都能让脑卒中远离我们。

第十三章

抓出莫名头疼的元凶

讲解人：吉训明

首都医科大学宣武医院副院长、神经外科主任医师

* 静脉血栓为何会引发致命的头疼？
* 生孩子为何也成了静脉血栓的诱因？
* 日常生活的哪些细节可能引发静脉血栓？

日常生活中，头疼时有发生，高血压、睡眠不好、更年期、心理疾病等都能引发头疼。但有一种头疼，不加留心的话，后果是致命的。首都医科大学宣武医院副院长、神经外科主任医师吉训明带您一起认识这种要命的头疼。

* 静脉血栓的特征

在老年人中，头疼是很常见的，但颈静脉病变引起的头疼有特点：它是双侧的头疼，不是偏侧的，有时候发生在双侧面部，有时候发生在顶部，有时候发生在额部，有时候发生在枕部，同时还常常伴有血液回流受阻引起的眼睛发涩、发胀，头晕、头沉等症状。这是一种慢性病变，血流受阻一段时间后，引起其他血管的扩张，表现为脖子很不舒服。

对颅内的静脉狭窄，也就是颅内血管的血栓形成，和重度狭窄症状又不一样。高颅压表现为眼睛看东西非常模糊，头疼非常剧烈，会出现长时间的耳鸣，有些患者甚至表现为脑鸣，就是颅内有响声。24 小时只要非睡

颈静脉血栓塞的特点是双侧头疼，常伴有眼睛发胀、头沉、头晕，而颅内静脉血栓的特点是视线模糊、头疼、耳鸣、脑鸣，当出现以上症状时要及时到医院检查。

眠的情况下都会响，而且夜里响得更明显，这种声音非常烦人，好多患者都是打开收音机睡觉。这是颅内血管狭窄或血栓的特点。

* 静脉血栓的病因

颅内的静脉血栓常常发生在年轻人身上，以生育期的妇女最为常见。由于病情进展迅速，可以 24 小时之内出现脑栓，甚至死亡，后果十分可怕。主要原因是生育期的妇女分娩、妊娠、使用避孕药物，或者是由于月经不正常，使用激素调整月经周期，还有减体重服用一些含有激素的药物，这些因素都容易诱导发生颅内血栓。实际上这些人本身是一种血栓体质，自身的血液黏稠，血液的凝固状况比一般人要强，遇到分娩、怀孕、用避孕药物这种情况以后，更容易发生血栓。另外，天生的颅内静脉发育异常、外伤，也会导致脑静脉血栓形成。还有炎症，比如中耳炎、鼻炎、脑膜炎，甚至与免疫相关的结肠炎，都可以诱导产生颅静脉血栓。

颈静脉一旦形成狭窄或者血栓，主要症状是不舒服，但出现这些症状是一个缓慢的过程。而颅内的静脉血栓形成以后，它的进展速度要快得多。可能几小时或一天之内患者会出现昏迷、严重的抽搐、癫痫发作、脑出血，甚至死亡，这属于急性血栓。慢性血栓由于早期诊断不明确，时间长了会发生肾功能衰竭、眼睛失明，造成重残。

* 静脉血栓的检查与治疗

静脉血栓的治疗和动脉血栓原理一样，只是预后比动脉血栓效果更好。动脉血栓放支架以后，可能发生支架内再堵塞，而对静脉来说，这种再堵塞的发生率很低。

颅内静脉血栓是一种常常发生在年轻人身上的疾病，特别是分娩、外伤、炎症、先天血管畸形，都可能引起颅内静脉血栓。这种疾病虽然不像动脉血栓那么严重，但是一旦病情发展速度加快，也会威胁生命。

但是，放完支架以后，为了防止血栓的复发，患者需要长期使用抗凝药物治疗，血栓体质也就得到了控制，对血管也有保护作用。无论是动脉血栓还是静脉血栓，一定要查明引起血栓的原因。比如患者患有高脂血症或是血栓体质，只要把病因控制好，再狭窄的发生率就很低了。

明确诊断为静脉血栓以后，经过颈部血管穿刺，将管子放在颅内，在堵塞的部位放一个支架。但在放支架之前，要测量狭窄两端的血流压力差，确定压力梯度。就像一条河流，如果没有狭窄，是没有压力梯度的，没有水位的高低，一旦发生堵塞，上游、下游的压力梯度就会变化。人的血管也一样，一旦某个地方发生堵塞，堵塞的两端就会产生压力梯度，放支架以后这种压力梯度就会消失，血流通畅，颅内压也就能降下来了。

静脉血栓分为急性期和慢性期。急性期医生可以将血栓溶开，慢性期由于发生激化和钙化，血栓是无法溶开的，只能采用机械的方法，比如球囊扩张，释放支架，让血管恢复通畅。

* 静脉血栓的预防

静脉血栓形成的基本原因是由于血液的高凝状态，比如长时间不喝水，尤其是夏天脱水后不及时补水。还有一部分人是由于先天血液容易产生高凝状态。如果女性怀孕期间去做检查，发现是高凝状态，要有目的地进行预防，避免生产后出现异常。如果是由于免疫系统疾病引起的慢性炎症，比如红斑狼疮、肾炎等免疫性疾病，要把这些基础的因素控制好。对于生育期的妇女，生活上要注意几点：一是在分娩期前后，注意血凝状态的检测；二是要注意不要过分劳累，注意补充水分。对于新

出现了颅内静脉血栓，在急性期内可以通过溶栓和碎栓的方法消除血栓。而如果血栓的形成超过了一个月，就只能通过安放支架的方法，重新建立血液通道了。

生儿也要注意，一旦发生一些神经系统的症状，尽管没有感染等其他特殊情况，也要注意静脉系统的检查。对于老年人，出现头疼、眼睛发涩、脖子不舒服这些症状时，要及时到医院做静脉系统的检查。平时要注意锻炼，补充钙质，多喝牛奶，多晒太阳，减少骨质疏松的发生（骨质疏松也有可能诱发老年人出现颈静脉病变，导致脑血管供血不足）。

静脉的病变是一个漫长的过程，而我们平时的生活中只要做到及时治疗炎症，从年轻时期开始补钙，孕妇注意检查，多喝水，就能够预防静脉病变的发生。

第十四章

知"卒"会常乐

讲解人：吉训明
首都医科大学宣武医院副院长、神经外科主任医师

* 脑卒中筛查都包括哪些内容？
* 什么情况应该进行脑卒中筛查？

　　脑卒中是一种可怕的脑血管病变，平均每6秒钟，它就会夺走一个人的生命。在我国，脑卒中的发病率正在以每年平均8.7%的速度递增。北京市每4个人就有一个是因为脑血管疾病死亡的。有没有什么办法可以有效预防，远离脑卒中呢？首都医科大学宣武医院副院长、神经外科主任医师吉训明教您保护脑部健康，提前预防脑卒中的发生。

* 脑卒中的病因

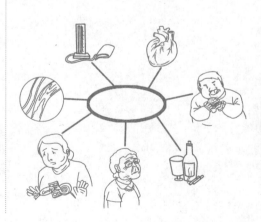

　　脑血管病的发生有很多因素，年龄和遗传是两个不可控的因素。随着社会的发展，工作压力的增加，生活节奏的变化，

脑血管病的发病年龄趋于年轻化，甚至有 30 多岁的人就患脑卒中的情况。可控因素有高血压、糖尿病、心脏病、高血脂、肥胖、抽烟和饮酒。在这些因素里面，我们可以控制的是规范控制高血压，抗凝防颤治疗，适当地锻炼和均衡地饮食，把血糖、血脂控制在正常范围，远离烟酒，都可以减少脑卒中的发病风险。得过小中风的人，5 年之内患脑卒中的概率是 40%，并且有 70% 的人由于治疗不及时会留下后遗症。

* 脑卒中的筛查

建议具备三项以上危险因素的人做脑卒中筛查。脑卒中筛查首先是血液检查，检查血糖、血脂、同型半胱氨酸。血液的异常，容易造成人体血管的动脉硬化，为形成脑卒中埋下隐患。血液异常的原因可能与遗传有关，也可以是由营养、代谢或环境影响造成的。叶酸，维生素 B_6、B_{12}，对改善血液的异常有帮助。脑卒中筛查其次是脑血管超声检查，它是一种无创并且经济的检查手段，能够发现颈动脉有没有斑块及重度狭窄，甚至能发现有没有浮动的血栓。除了对颈部病变的检查外，超声检查还能发现大脑里面的血管是否出现狭窄、堵塞的症状。脑卒中筛查也包括 CT 和核磁共振检查。脑部的 CT 和核磁共振检查是通过血管成像检查大脑中是否有小的梗塞。前几项检查是方向性的定性，但是比较粗糙，而 CT、核磁共振检查能够定量，很精细、直观。脑卒中筛查再次是心电图检查。由于有一部分脑梗塞患者的病因是心脏出现血栓，血栓随着血液流到大脑里面，堵塞血管。另外，有心脏瓣膜病变的患者，也容易产生血栓，最后堵塞脑血管。在血液、超声、CT、核磁共振这四大项检查中，

脑卒中的筛查包括血液、超声、CT、核磁共振及心电图检查。CT 或者核磁共振检查，目的是为了发现脑中是否有小的梗塞。

最关键的是脑血管超声，这也是最经济、最有效的检查手段。

* 脑卒中的手术治疗

查出脑卒中的高危人群要及时干预。对于血管严重狭窄，如狭窄超过 70% 的老年人，要采取手术或放支架的方法进行治疗。手术是打开堵塞部位的颈动脉，把堵塞的斑块清除出来，也就是进行内膜剥脱手术。这是一种在显微镜下进行的微创手术，手术痛苦小，时间也不长。内膜剥脱手术需要患者全麻，心脏及其他的器官都能够承受这样的打击。另外，还有一种办法是介入治疗，也就是放支架。和心脏支架一样，颈部和脑部也可以放支架。这两种治疗方法，目前都比较安全。做支架有它的优势，支架的优势是不需要开刀，相对来说它的费用要比做内膜剥脱的费用略高一些。从临床的角度来说，要放最少的支架，解决临床症状，改善血流，把脑卒中的风险去除，这是医生的治疗原则。

* 脑卒中的预防

2012 年 5 月底的一天，医院急诊室里面来了一位急性脑卒中的患者，经过紧张的治疗，患者逐渐恢复了意识。他告诉医生，最近经常出现左眼一过性看不到东西，这个症状和他的脑卒中有关系吗？

专家提示

患者的这种单眼一过性看不到东西的症状，是缺血性视网膜病变的一种表现，在某种状况下发生血管痉挛，或者血栓阻塞时，视网膜出现缺血，导致患者出现短暂

对于在脑卒中筛查中情况比较严重的人群，可以通过内膜剥脱或者放置支架的方法，改善血流状况，让患者远离脑卒中。

的单侧眼睛失明。一旦出现眼睛一过性黑蒙,要及时到医院进行治疗。

一过性黑蒙,常常是小的斑块脱落以后,掉到供应眼睛血流的血管里,堵塞血管,出现眼睛看不到东西的情况。随着时间的推移,斑块移动,又恢复了正常的视力。一过性黑蒙是一个非常典型的征象,一旦发现这种情况,要尽快到医院做筛查。斑块掉落位置不同,症状也不同,比如突然说不了话,突然一过性的手麻,突然出现眩晕,突然站立不稳或摔倒,更严重的是突然有几秒钟或者几分钟的断片,大脑里面一片空白,这也是一过性脑缺血的征象。一旦发现这些情况,都要马上到医院接受检查和治疗。

远离脑卒中要从改变日常生活习惯做起。注意两点:第一,加强运动,每天要有规律地运动50~60分钟,走路按照每分钟100米的速度进行。第二,饮食上不能太油腻,尽量不吃或者少吃动物内脏等胆固醇含量高的食物。

第十五章

"截卒"先登

讲解人：吉训明

首都医科大学宣武医院副院长、神经外科主任医师

* 脑卒中发生前有哪些先兆？

* 什么人易发脑卒中？

* 哪四项检查能让您远离脑卒中？

脑卒中分为出血性和缺血性两种，缺血性脑卒中占80%左右。虽然缺血性脑卒中的大部分患者通过救治能够存活，但是70%的患者会残留后遗症，极大地影响了生活质量。发生脑卒中后能否恢复原来的机体功能，取决于发现、救治得是否及时。那么，脑卒中发生之前有哪些征兆？什么人容易发生脑卒中？脑卒中该如何筛查？首都医科大学宣武医院副院长、神经外科主任医师吉训明为您——解答。

* 大脑前循环和后循环堵塞症状不同

大脑分为前循环和后循环，前循环的血管一旦发生堵塞，症状表现和后循环堵塞完全不同。

前循环堵塞通常表现为：

（1）视力缺损，一侧眼睛发生黑蒙，什么也看不见，或者单侧眼睛只能看到一部分。

（2）一侧肢体无力、麻木，口角歪斜。

（3）语言障碍。

后循环出现堵塞对身体伤害更大，后循环堵塞通常表现为：

（1）放射性眩晕，感觉天旋地转。

（2）反复发作的耳鸣。

（3）短暂性意识丧失。

（4）反复性的饮水呛咳。

（5）出现复视。

（6）出现视野缺损。

* 具备八大危险因素 警惕成为脑卒中高危人群

关女士不仅仅患过脑卒中，她还曾经是一个高血压和房颤的患者。早在30多岁的时候，她就患上了高血压，多年来坚持吃药，才让血压稳定在正常的范围内。但是好景不长，就在她认为自己跟高血压斗争胜利的时候，房颤出现了，2009年，她的房颤发展到很严重的地步，经常心跳得喘不过气来。虽说医生给她做了手术，解除了她的痛苦，但同时也告诉她，她患脑卒中跟她身上的这些病有很大的关系。

专家提示

一旦发生房颤以后，心脏会发生不规则的跳动，在心脏的特殊结构心耳当中，血流长期滞留，流动缓慢的血液会发生凝固，形成斑块，这些血块掉下来随血液流到大脑里面，就会堵塞血管，引发脑卒中。除了有心脏疾病的老年人，年轻人也要引起重视。近年来，脑卒中的发病有年轻化的趋势，而年轻人患脑卒中大部分与基础疾病相关。

无论是大脑血管的前循环还是后循环发生堵塞，都会对身体造成损害，这些症状一般会在卒中发生的一个月前出现，只要身体出现了这些症状，就要及时把患者送往医院。

八项高危因素容易导致脑卒中的发生，分别是年龄、高血压、高血糖、高血脂，同型半胱氨酸血症，心脏病，肥胖，有脑卒中病史，抽烟、酗酒和有家族脑卒中史，除了曾经发生脑卒中这个指标之外，其他指标只要有三个，就算高危人群了。

＊ 四项检查让脑卒中无处遁形

脑卒中的筛查一般分为四部分：

第一项，查体，比如脸两边感觉是否异常、两个胳膊的力量是否接近、伸舌头是否有偏、微笑时是否嘴角偏等。另外还可以用听诊器，听一听颈部颅外血管有没有严重狭窄。

第二项，血液筛查，包括血常规、血糖、血脂，甚至包括尿酸、同型半胱氨酸、血流变、C反应蛋白。C反应蛋白很高，提示斑块炎症的反应比较快，病情进展比较迅速。

第三项，CT或核磁共振检查，一方面可以反映血管状况，能够发现动脉硬化；另一方面可以发现以前是否出现过症状，或者之前没有发现的小中风。

第四项，颈动脉超声和颅内血管超声。颈动脉是颅外血管，颅内血管堵塞引起的脑卒中，尤其在亚洲人中发生比例更高，国外颅内血管狭窄的比例只有不到20%，而亚洲人，尤其中国人超过30%。单纯的颈动脉狭窄，还不能了解脑血管的全面状况，常规是颈动脉超声跟颅内血管超声同时进行筛查。

脑卒中筛查项目包括血液检查；CT或核磁共振检查；脑血管超声检查以及基本的查体。通过这些检查，就可以针对个人制订治疗方案，远离脑卒中。

* 控制好基础疾病　远离脑卒中

自从患过脑卒中后，关女士对于自己的身体更加注意了，不仅每天都按时吃药、测量血压，而且她还会定期去做体检，时刻关注自己的身体状况。经过长期的监测，她现在的血压可以控制在 130/80 毫米汞柱以内，血管里也没有形成新的斑块。最近，她又到医院给自己的身体做了全面检查。医生告诉她，她的各项指标都控制得很好，这让关女士感到很欣慰。

专家提示

脑卒中的一个特点是容易复发，要想预防脑卒中的发生就要从源头抓起，控制好基础疾病。一些老年血压高的患者也服药，可是血压仍然不正常，由于没有经过正规的降压治疗，这些患者还是处于高血压的状态，这部分患者通过生活方式和药物的调整，可以长期观察。对于超声或者核磁共振发现颈动脉有中度狭窄的患者要严格地用药，加上半年或者一年的观察。对于颈动脉有重度狭窄的患者，就要通过治疗恢复血流通畅，这样才能够预防脑卒中的发生。

第十六章

防"卒"有道

讲解人：吉训明

首都医科大学宣武医院副院长、神经外科主任医师

* 检查椎动脉的"金标准"是什么？

* 内膜剥脱和支架介入如何选择？

* 支架介入后如何避免再狭窄？

脑卒中是由颅内或颅外动脉出现了狭窄或堵塞造成的。为什么说椎动脉狭窄比颈动脉狭窄更为严重？内膜剥脱和支架该如何选择？如何避免支架内的再狭窄？专家又有哪些降脂小妙招？首都医科大学宣武医院副院长、神经外科主任医师吉训明为您一一解答。

* 血管造影是检查椎动脉的"金标准"

一个炎热的夏天，脑血管超声室里，64 岁的顾先生接到了医生让他做手术的通知。原来脑部血流来自两组动脉，包括椎动脉系统和颈内动脉系统。而顾先生当时的血管状况是，堵塞了一根椎动脉和一根颈内动脉，还有另外一根椎动脉狭窄程度超过了 75%。也就是说，当时顾先生的脑部供血全靠一根颈内动脉苦苦支撑，一旦血流跟不上了，顾先生很有可能引发脑卒中。

专家提示

我们常听说的大都是颈动脉狭窄，椎动脉狭窄其实也很常见，这种病变实际上发病率也很高，只是我们以

往的检查没有对此高度重视。无论是椎动脉开口的地方还是椎动脉颅内段，一旦发生重度狭窄，预后是非常差的，它属于后循环，发生狭窄后更加危险。

如果是椎动脉开口处的狭窄，听诊器是能听得出来的，会听到锁骨下动脉和椎动脉重度狭窄所引起的杂音。但是这个狭窄一旦在颅内发生，听诊器是听不到的，就要通过血管造影来确定。因此，血管造影是检查椎动脉的"金标准"。

椎动脉由于位置比较特殊，所以用普通的听诊器检查难以发现，而血管造影是检查的"金标准"。

* 内膜剥脱术和支架如何选择

在看了顾先生的检查单以后，医生告诉他，他的两条血管由于闭塞的时间太长，重新建立血液通道已经没有意义了。对于那条闭塞程度超过75%的椎动脉，可以采取安放支架的方法，重新建立血流。

专家提示

一旦筛查出动脉闭塞，并不需要也不能把堵塞的血管打通，因为打通堵塞的过程就会产生一些斑块脱落，脱落以后就会掉落远端，堵塞远端脑的供血动脉，会出现症状。一些患者血管堵塞了却不一定出现症状，是由于其他血管发挥了代偿功能，所以对于血管已经堵塞而并无症状的患者，一般不需要干预。

关于支架和剥脱的比较，支架是微创，通过介入的方法，进行血管穿刺，而剥脱必须在颈部有一个比较大的切口；支架是局部麻醉就可以，剥脱一般情况下需要全身麻醉；一些老年人常常多个血管狭窄，需要同时处理，支架有它的优势，剥脱一次只能处理一根狭窄的血管；支架介入后，患者住院3~5天就能出院了，而剥脱手术，患者一般十几天才能出院。总体来说，这两个手术本身血管支架和剥脱是两种治疗脑血管狭窄的主要方法，二者的主要区别在于支架手术，属于微创手术，对患者损伤小；剥脱手术属于全身麻醉手术，患者住院时间较长。但是，二者术后的效果没有太大区别。

的风险没有差别，效果也一样，只是根据患者的特殊情况选择。比如某个患者由于心脏或其他问题不能耐受全身麻醉，应该选择支架，或者患者对放支架有经济上的困难，或者是不适合放支架，可以选择剥脱。

* 支架介入后应避免再狭窄

2012 年夏天，医院的急诊室里来了一位老人，到医院的时候，他的意识已经不清醒了。家人告诉医生，他以前也患过脑卒中，医生说是颈内动脉严重狭窄，还给他做了支架手术，但没过几个月，又被送到医院了。在给患者做了脑血管超声检查后，医生发现，他做支架的地方再次堵塞了。这次脑卒中的复发，比第一次出现的脑卒中更加严重，就算能够抢回生命，也很有可能造成半侧的身体瘫痪。

专家提示

在选择支架的时候，首先，一定要选用和自己血管大小匹配的支架；其次，支架的长度以能够覆盖斑块范围而定；最后，要选用有药物涂层的支架，防止再次发生狭窄。

颅外的颈动脉放支架之后，再狭窄率非常低，在 10% 以下，而如此严重的情况不到 2%。出现这种情况，和患者的生活习惯和是否按时服药有关系，术后一定要引起足够的重视，控制好基础疾病，规律用药。另外，选择支架也很重要，要根据不同的部位选择不一样的支架。支架有不同的类型、长度和强度，要根据具体的情况来选择。另外，现在有一些药物涂层支架，就是在支架的表面涂上一种药物，这种药物能够预防斑块增生、内膜增生引起的再狭窄。

* 降脂治疗很重要

王奶奶患有重度的颅内动脉重度狭窄，可她不愿意放支架，于是医生给她开了些强降脂药。后来听邻居说降脂药不能长期服用，对肝功能不好，王奶奶就自己停了药。第二天给她儿子打电话的时候，打着打着就说不清楚了，好在儿子警惕性很高，很快将她送到宣武医院，及时给她溶栓，最终抢救过来了。

专家提示

研究发现，通常降脂的患者比不降脂的患者受益更多，发生脑卒中的程度更轻，对于一些中等程度的血管狭窄、动脉粥样硬化，通过长期的降脂能稳定，不会向重度狭窄发展。降血脂的药物会引起肝功能的损伤，但是可以定期检查肝功能，多次检查肝功能都是正常的，说明降脂药物还是安全的。

服用降脂药物早期应每月监测一次肝功能，来判断自己是否选到了合适的降脂药。山楂和决明子泡茶也有降脂的功效，可以试着服用。

第十七章

防"卒"早知道

讲解人：吉训明

首都医科大学宣武医院副院长、神经外科主任医师

* 哪些异常举动提示脑卒中来袭？
* 怪异现象纷至沓来，该如何解读这些信息？

脑卒中对人类的健康为什么危害如此大？出现哪些特殊信号以后，预示着可能发生了脑卒中？首都医科大学宣武医院副院长、神经外科主任医师吉训明，教我们从身体的小信号发现脑卒中的踪迹，保护好我们的身体。

* 脑卒中早期信号　高危人群是老年

68岁的王先生发现，最近自己的鞋子上经常粘着泥，每次回家都把地踩很脏，家人说了他好几次，让他别老往草地上走，他也非常注意，尽量走在路的中间，可是不知道为什么，有的时候走着走着就走到路边的草地上去了。这让他非常困惑，自己难道是得病了吗？

专家提示

王先生的情况可能是脑卒中的早期表现，是一过性脑缺血发作造成的。一过性脑缺血发作可以引起一侧肢体的无力，导致走路不平衡，哪一侧无力就会向哪一侧倾斜，甚至发生跌倒。患者自己是想走直线的，但是只要一不注意或者有意矫正时，很可能会走偏。所谓的"一过性"

是跟"长时间"相对的，它往往是反复发作，如短暂性的失语、偏瘫，每次发作时间可以是几秒钟、几十分钟，通常 60 分钟以内能够完全恢复正常。这种人常常发生在有脑血管病或者有脑卒中危险因素的老年人身上。这种脑缺血的发作，虽然不会对大脑造成损伤，但是却很有可能发展为脑卒中。

一旦出现类似的脑缺血发作的表现，加上有脑卒中的高危因素，比如高龄，血压、血糖、血脂的异常，抽烟、饮酒，运动减少，肥胖等，就要考虑一过性脑缺血发作。有脑卒中高危因素的老年人，如果身体出现了一过性的失语、偏瘫，一侧肢体无力、麻木，眼睛黑蒙、看东西重影等症状，而且类似情况频繁发生，此时就要引起重视，及早到医院去做进一步的检查。

* 忽略脑卒中信号的严重后果

在王先生走路跑偏发生了半年以后，他的家人发现他有时候说话不太利索，有的时候说着话就卡壳了，然后缓了半天才继续把剩下的话说完。但是这种情况发生得不是很频繁，也没太引起家人的注意。可就在两三个月以后，他却因为脑卒中晕倒被送进了医院。

专家提示

患者发病时，已经是非常严重的脑卒中了，患者从一过性的跑偏到言语不利，实际上是病情逐步演变的过程。言语不利是一过性脑缺血发作的特征之一，主要表现为说话不利索，也可以表现为说话词不达意或者很难找到想说的词，也可以表现为听不懂别人说的话，这都是言语障碍的重要表现。一般像老年人发生这种情况，在没有其他问题或异常的情况下言语出现卡壳，要考虑是脑卒中的表现。

* 一过性脑缺血的发作是脑卒中发生之前的高危因素

一过性脑缺血的发作是脑卒中发生之前的高危因素，大部分的患者可以在很短的时间内症状自我缓解，直至消失，而脑卒中出现症状后并不会轻易消失。一过性脑缺血一旦发作，有可能频繁反复发作，引起脑卒中的发生，建议出现一过性的一侧肢体无力、语言发生障碍、感觉麻木等症状后，患者要及时到医院就诊。

一般情况下的一过性脑缺血发作，70% ～ 90% 的患者持续一个小时以内，都能够自己缓解，最短的几秒钟就过去了。常常有一些人在台上作报告，讲着讲着就突然卡住了，等几分钟又恢复了。患者既不愿意告诉别人，也不会认真去看病，到医院的时候已经是严重的脑卒中了。一过性脑缺血的发作是脑卒中发生之前的高危因素，大部分患者的症状可以在很短的时间内自我缓解，直至消失，而脑卒中出现症状后并不会轻易消失，一过性脑缺血的发作有可能频繁发作，引起脑卒中的发生，建议出现一过性的一侧肢体无力、语言发生障碍、感觉麻木等症状后，患者要及时到医院就诊。一过性的脑缺血从理论上来说对脑是有损伤的，只是目前没有明确的证据，但是脑梗塞有明显的脑损伤时，能够留下影像学证据。

* 一过性脑缺血发作症状也有不同

2012 年秋天的一个下午，在神经外科的诊室门口，有一位患者正准备走进诊室，大家就听见"咚"的一声响，他的头撞到门上了。大家都觉得很惊诧，这个人看起来不像是喝醉酒的样子，而且眼睛看起来也没什么问题。那么他患的到底是什么病呢？

专家提示

一过性脑缺血发作、脑梗塞发生，根据发生的部位不一样，临床表现不一样。临床上根据患者的解剖结构，分为前循环缺血和后循环缺血。这位患者是后循环缺血的表现，由于后循环发生缺血以后，大脑的视觉中枢发生缺血，看东西的视野就会不完整，常常在双眼同侧，看不见东西，患者才会出现往门上撞的情况，有的甚至会引起眼睛的损伤。另外，后循环缺血的典型表现为偏盲、眩晕，通常是发作性的，有恶心、呕吐的症状，还有看东西重影、复视，四肢无力，走路两腿不稳，耳鸣等。一过性脑缺血发作，可以是多次发生，不留任何后遗症，但是一旦发生脑卒中以后，偏盲就可能持续存在了。后循环缺血若是脑干出现问题，会影响心跳呼吸、人的意识，患者会出现昏迷甚至死亡。而一侧肢体的无力、语言、感觉、运动出现的症状，都属于前循环一过性脑缺血发作的症状。

后循环的一过性缺血发作会出现一过性的视野缺损、恶心呕吐、看东西重影、四肢无力、耳鸣等症状，这些症状可能逐渐出现，频繁发作，给患者带来很大的痛苦，一旦出现应及时到医院就诊。

* 对应高危因素 及早进行筛查

年龄超过60岁，高血压、糖尿病、高血脂、肥胖、吸烟、酗酒、高同型半胱氨酸血脂，只要符合其中的三点，就属于脑卒中的高危人群，应该到医院接受脑卒中的筛查。而仅仅满足曾经出现过一过性脑缺血发作或引起脑卒中的其中一条因素，也属于脑卒中的高危人群，要及时就医寻找病因，避免脑卒中的发作和复发。

高血压的发生年龄也越来越年轻化，以往老人才会得高血压，现在20多岁的人患高血压的比例还是不少。只要有预防脑卒中的意识，只要发现高血压症状，就要及早筛查。同时老年人也要关心中年人或者青年人的身体健康，只要有危险因素，就要督促他们到医院及早做筛查。

第十八章

治"卒"有绝招

讲解人：吉训明

首都医科大学宣武医院副院长、神经外科主任医师

* 身体出现异常，嘴歪眼斜流口水，该如何应对？

* 治疗效果好，承担风险大，如何正确决策？

* 脑卒中突然来临，哪四个正确决定能让患者转危为安？

　　身体出现什么样的症状，就意味着我们要得脑卒中了？如果出现一侧肢体麻木无力，口角歪斜，说话困难，双眼视力缺损、模糊，或者一侧视力失明，头痛、眩晕、恶心呕吐，都是脑卒中的早期症状，一旦出现要及时到医院就诊。到了医院以后，是不是就能一劳永逸了呢？首都医科大学宣武医院副院长、神经外科主任医师吉训明，教您如何应对脑卒中的突然来袭。

＊ 医院就诊进行时　危急警报随时响

　　62岁的李女士曾经因为感觉到头晕和左侧身体麻木去了医院。检查结果为脑卒中，所以医生很快给她输液，可是却发现她的病情更加严重。到底是怎么回事呢？

专家提示

　　输液是医生常用的一种治疗脑卒中的方法。引起脑卒中的主要原因是血管堵塞，这种情况下最有效的方法是溶解血栓，使血流通畅，缺氧的症状就能改善。99%的

脑卒中患者都是接受这样的治疗。而且研究发现,患者受益多,副作用少。在中国的脑卒中患者中,只有不到1%的患者能够接受溶栓治疗。

* 发生脑缺血应尽快将患者送到有溶栓资质的医院

如果有脑缺血的症状,比如昏迷、严重眩晕、肢体麻木无力,而且不能缓解,就要尽可能送到具有溶栓治疗资质的三级医院接受治疗。因为社区医院或二级医院都不具备溶栓治疗的条件,如果耽误入院时间,就耽误了溶栓治疗的时间。

* 脑卒中的治疗方法与发病时间相关

脑卒中的有效治疗包括静脉溶栓、动脉溶栓、动脉取栓和动脉支架。静脉溶栓是输入一种溶解血栓的特殊药物,这样患者的血栓就能很快得到有效溶解。静脉溶栓要求患者能在3个小时内接受治疗,如果超过了3个小时,则需采取介入的方法,就是直接在堵塞的地方溶栓,即动脉溶栓。如果超出8个小时,就要采取动脉取栓的方法,直接把血栓抽吸出来。如果超过12个小时,要直接安放动脉支架来挽救患者的生命。

* 发生脑卒中后要积极寻找致病原因 避免疾病复发

58岁的张先生突发脑卒中,因为救治及时,很快就痊愈回家了。但是出院后的第三天,家人发现他晕倒在沙发上,他又被重新送回医院,他这一次是严重的脑卒中。

专家提示

脑卒中的复发，是因为没有对脑卒中发生的原因做彻底的检查。一般患者虽然在医院进行了保护神经的药物治疗，但是没有对形成的原因做彻底的检查和采取有效的预防措施。有些患者，由于颈动脉的重度狭窄，犯病后通过治疗可以改善。如果是重度狭窄没有进行有效的根治，就可能再发生脑卒中。脑卒中复发的情况非常普遍，如果复发了，一定要通过脑卒中筛查来寻找发病原因，并积极治疗。

* 脑卒中发生后的正确处理方法

第一，要尽快拨打急救电话，将患者送到医院抢救。

第二，让患者侧卧，因为人在站立的时候大脑的位置最高。躺下来时，大脑的供血要比站着更好，而且要侧卧，防止有呕吐和其他并发症。

第三，不能随意降血压。脑卒中是由于血管堵塞造成的脑供血不足，降低血压会让供血的压力更低，血流量更差，症状更严重。

* 教您辨别晕倒是脑卒中还是其他原因造成的

低血压导致的晕厥，是因为人的体位发生变化引起的，到医院检查血管的适应能力即可诊断。

低血糖引起的晕倒，常常表现为大汗淋漓、浑身冒虚汗，正在服用降糖药的糖尿病患者更容易发生。

脑出血也会引起患者晕倒，常常伴有剧烈的头痛，患者处于昏迷状态，病情发展很快。

低血压导致的晕厥多是因老人体位发生了变化；低血糖引起的晕倒，常常伴有大汗淋漓，浑身冒虚汗；脑出血的患者常常伴有剧烈的头疼，而且处于昏迷状态；脑缺血造成的晕倒，一般躺下后能缓解，恢复清醒。

脑缺血造成的晕倒，躺下来就会缓解，并且能恢复清醒。

*医生治疗有依据　家属应尽快认可

张女士由于斑块脱落造成的脑血管堵塞被及时送到医院，进行了动脉溶栓治疗。这种治疗虽然效果好，但也有一定的风险，需要家属决定。因为迟迟不能决定，导致张女士的病情也越来越严重。这样的情况该怎么办呢？

专家提示

手术必须要得到家属的认可，但是要用尽量短的时间，这样才能得到最有效的治疗。每一种治疗都会有一定的风险，比如说溶栓的风险就是出血。医生的治疗方案是依据大样本的研究得出的最有效的治疗方法，医生会选择让患者受益更多的治疗措施。

*只要及时救治　脑卒中并不可怕

国际上的研究，包括中国的研究结果显示，3小时以内的溶栓是最有效的，大部分患者即使发生少量出血，也不会引起后遗症的发生，50%的患者会痊愈，而且能生活自理。统计发现，溶栓治疗可以使42%的患者恢复正常。但是保守治疗，75%的患者会失去工作和独立生活的能力。

*动脉支架治疗的几种情况

一是医生在做介入治疗的时候，在堵塞的远端血管通畅的情况下，溶栓药物的量用到了极限，血管还是没有通，这个地方就是动脉粥样化斑块，在狭窄的地方医生可以放支架。二是溶栓不畅，就要放支架。三是超过了动脉溶栓时间，无论是动脉溶栓或者取栓，时间都已经超过 12 小时，循环缺血超过 1 天，但是病情还是在不断地发展，只要在 3 天以内，还是可以用支架来治疗的。

第十九章

闯过脑卒中的七道关

讲解人：吉训明
首都医科大学宣武医院副院长、神经外科主任医师

* 什么是脑卒中的"三高"？

* 脑卒中何时溶栓最有效？

* 哪些症状预示脑卒中已经发生？

* 如何闯过脑卒中七道关？

脑卒中为何造成这么多人致残，甚至死亡？从发病开始，患者和家属面临七道关口，任何一关选择错误，都可能导致严重后果。首都医科大学宣武医院副院长、神经外科主任医师吉训明为您解除疑惑。

* 脑卒中发病率很高

脑卒中，也叫脑血栓，或者叫脑血管意外。其发病率很高，随着人口老龄化的发展，脑卒中已经成了威胁人们健康和生命的头号杀手。脑卒中是悄悄来临的，早期的症状不太引人注意，一旦发生后，进展很快，常常会延误治疗，随即导致严重的后果。更严重的是患者发病以后，尽管被救活了，也只能躺在床上睁眼和闭眼，不能吃饭，也不能传达感情。长时间的卧床会出现下肢静脉血栓、肺栓塞，最后导致死亡。这种严重的并发症、后遗症，跟植物人差不多。虽然有些人还有思维，但是不能和人进行正常的交流，这是因为脑干下面的部分功

能缺失了。

据卫生部的数据统计显示，我国每年 40 岁以上的人群超过 1000 万以上患有脑卒中，在这些患者里面 75% 会发生残疾，即丧失工作能力。

* 脑卒中的预后处置方法至关重要

脑卒中的病理特点和抢救流程相关，我国存在的主要问题有：第一，老百姓对脑卒中的认识不充分，甚至严重不足。第二，患者到医院后，医院内部的救治流程需非常顺畅，应按照急诊来救治，一分钟也不能耽搁，在最短的时间内能够让血液再顺通，即溶栓，这非常重要。

* 脑卒中的症状

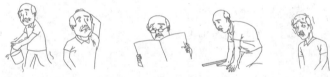

有六个方面的症状预示着脑卒中可能已经发生了。

第一，突然发生肢体的麻木无力，常常表现为一侧肢体，从面部开始，也有极少数的患者是从上下肢开始的，两侧胳膊和腿出现无力的表现，这是最常见的，也是最容易引起家人注意的。患者摔倒在地上时，应尽快送到医院去接受治疗。

第二，突然变糊涂了，表现为词不达意、答非所问。

第三，有一只眼睛黑蒙，即眼睛的供血动脉堵塞了。因为眼睛的动脉跟大脑的动脉是一体的，堵上眼睛的动脉也可能导致大脑的动脉堵塞。在这种情况下，应马上到医院就诊，这是脑卒中的征象。

第四，行走困难，协调力差，就是预后比较严重的脑缺血。它是后循环的脑缺血，即大脑后面支配脑干的一部分血管发生堵塞，导致两条腿不协调，走路时无法正常迈步，两条腿都软。患者不能独立地把东西放进嘴里，这说明已经发生了脑卒中。

第五，剧烈的头痛。这种头痛跟一般头痛不一样，是突然发生的爆炸性的头痛，像撕裂一样的头痛，已经发生脑出血了，而不是刚刚的脑缺血。这种情况要尽快去医院，越快越好。

第六，呼噜声特别大也是严重脑卒中的一个征象。这是由于后循环大血管发生堵塞后，患者不省人事、打呼噜时不是睡着了，而是这部分患者已经昏迷了。

* 脑卒中七道关

（1）如果身体出现了不舒服的情况，要（　　　）。

A. 再看看吧，看看情况，观察观察，等几天再去吧

B. 马上去医院做检查，先想一想自己能不能真正地做到出现这些症状马上就去医院做检查

正确答案是选择 B。

大部分人，一旦发生身体麻木，以为自己是颈椎病、高血压、糖尿病或者是低血糖，上床休息了一会儿，大部分患者就是这样延误了治疗。一定要警觉，脑缺血早期的症状很轻微，但一定要到医院做检查，否则延误了治疗就有可能导致脑卒中，后果非常严重。

（2）曾经出现过脑卒中或者是一过性的脑出血，一定要（　　　）。

A. 回家按时吃药，锻炼身体，合理饮食

B. 去做脑卒中的筛查，查找患病的原因

当身体忽然出现了一侧或双侧的肢体麻木、无力、意识糊涂、说话牛头不对马嘴、词不达意、突然一只眼睛黑蒙，看不到东西，或视物重影以及视野缺损、平衡失调、行走不稳或眩晕呕吐和突然不明原因的剧烈头痛，说明脑卒中已经发生了。应立即拨打急救电话。

C. 定期到医院去打通栓的药物

正确答案是 B。

曾经发生过脑卒中，或者是一过性脑缺血的患者，要做到以下几点：第一，一定是要知道为什么会发生脑缺血。找到病因以后，才能有针对性地治疗。病因很多，有些人是由心脏病或房颤导致的脑卒中，也有些人是由脑动脉狭窄导致的脑卒中，还有些人是由于血管病变或者找不到具体原因。第二，找到原因的患者，医生一定要采取针对性的治疗，这才是最有效的。大部分的老年人一旦发生脑卒中或者是一过性脑出血，常常在一级医院或者二级医院治疗，在这些医院治疗，症状改善，大部分患者就回家了，没有进行针对性的检查。第三，预防性定期到医院打通栓药，目前在医学上没有任何意义，因为尚无法确定脑卒中是否是由心脏、动脉或者高血压所引起。如果不知道具体情况就定期打通栓药，是不对的。所以不管是怀疑有脑卒中，还是脑缺血的患者，一定要到正规的医院每年做一次详尽的检查，只要有针对性地进行治疗，就能够预防脑卒中。

（3）如果身边有人出现了脑卒中的症状，要在第一时间（　　）。

A. 建议他去医院

B. 拨打急救电话

C. 通知家人等待亲属的到来

正确答案是 B。

脑卒中这种疾病，一旦发病，时间就是生命。在犯病的 3 小时内及时到医院就诊，预后是很好的。犯病超过 3 小时以后必须到专业的医院急诊救治，它的预后也会比较好，但是在 3 小时以内最好。犯病后 8～24 小时必须到有专业水准的医院急诊救治，才可能得到很好的

心脏病、房颤，脑动脉狭窄，血管病变都有可能导致一过性脑缺血或脑卒中的发生。

效果。总之，发病以后，到医院时间越短越好，超过一定的时间后，就必须到专科医院急诊救治，才能得到一个很好的预后。

（4）如果脑卒中患者情况不严重，就及时送到（ ）。

A. 附近的二级医院

B. 稍远一点的三甲医院

C. 直奔专科医院

正确答案是 A。

这里涉及病情的严重程度，同时还有脑细胞对缺血的耐受问题、时间差的问题。时间越短效果越好，送到距离比较近的二级医院，到医院以后尽快接受溶栓治疗，这是一个非常正确的选择。它有个基本原则，轻的患者，越快接受溶栓治疗效果越好；但是如果病情严重，还是要再转到专科医院。

（5）如果脑卒中的患者情况严重，甚至出现了昏迷，要及时送往（ ）。

A. 最近的三甲医院

B. 比较远的专科医院

正确答案是 B。

尽管有些医院说有绿色通道，但是好多通道是"绿而不通"。专科医院对这方面非常重视，它有专职的脑卒中抢救人员，随时救治。同时这些人员经过了严格的训练，这些医生的救治能力水平相对比较高，经治疗患者的预后会很好。家属要考虑两个实际问题：一是路程远近的问题，到底到专科医院还是到附近的三甲医院。患者犯病时间越长，脑细胞缺氧的程度越重。美国有研究发现，缺血的时间每延长一分钟，将有 190 万个神经细胞死亡。发生一次脑卒中，脑组织的损伤相当于人的年纪增加 3.6 岁，也就是说损伤是很大的。这就要求在

脑卒中的绿色通道有专门的溶栓病床、专门的抢救团队和专家急诊溶栓团队。患者到达医院以后，10 分钟内做好抽血检查，30 分钟内做好 CT 检查，1 个小时内保证用药，90 分钟内开始手术治疗，确保患者耽误时间最短。

尽量短的时间内，把患者送到医院。二是由于患者病情很重，很快就昏迷了，此时估计可能要做手术，应该到具有手术能力的三甲医院去接受治疗。

（6）医生建议手术治疗，但是有风险，这个时候应不应该手术？

A. 保守治疗，不去冒险

B. 高风险，但是治疗效果会好

正确答案是 B。

95% 甚至 99% 的家属愿意选择保守治疗或者不愿意冒风险，这也是导致我国脑卒中患者的致残率和死亡率高的一个很大的原因。另外，一般认为脑卒中就是输液治疗，无须手术治疗。

（7）治疗已经结束了，还应采取哪些后续的辅助治疗手段？

A. 再住两周院，防止脑卒中的复发

B. 多吃点补品，促进身体赶紧恢复

C. 72 小时之后就开始康复训练

正确答案是 C。

大部分人都选第一项，认为多住几天院可防止脑卒中复发。现在采取绿色通道以后，大部分患者的治疗效果很好。大量的患者不出院，导致医院没有更多的空床位给别的患者治病，所以第一项是不正确的。第二项中，多吃补品，促进身体恢复，是没有任何道理的。关键是把脑卒中的原因查出来，进行针对性的预防。第三项中，72 小时以后开始康复训练，这是非常重要的。患者经过溶栓治疗，两三天以后病情就会稳定，稳定以后应该尽快进行康复训练。脑卒中治疗有两个办法，第一个是急性期溶栓，第二个是康复，只有这两个办法是国际上公认的有效治疗方法，其他的方法都不可靠。康复的时间

越早越好，只要 2 ～ 3 天患者病情稳定，就要尽快进行
康复。

* 最好在 3 小时内进行动脉溶栓

所谓的动脉溶栓，是把一根很细的导管，从大腿插入，
顺着血管，一直达到大脑堵塞的部位，注入药物，来溶
解堵塞的斑块，这样是为了增加斑块附近的药物浓度，
延长时间差，尤其是基底动脉系统血栓可延长至 12 小时，
甚至 24 小时，可以有效地挽救患者的生命。

病发 3 小时以后再进行溶栓，一方面能够溶解血栓，
但另一方面会损伤脑血管，产生副作用。

动脉溶栓的风险主要是操作：第一，通过介入的方
法把导管放到血管里，它的风险表现为造影本身技术的
熟练程度。第二，有些患者由于脑组织的长期缺血、缺
氧状态，血栓溶开以后，一旦打开血管，会发生再灌入，
严重的是灌入过量的情况。此时医生会采取一些措施，
能够避免灌入情况发生。也有一些患者，来不及处理。

急诊动脉溶栓的风
险除了有手术本身
的技术难度以外，
患者脑组织的长期
缺氧，会导致预后
效果差，脑出血的
风险也可能增加。

第二十章

沉稳应对脑卒中

讲解人：毕齐
首都医科大学附属北京安贞医院神经内科主任、主任医师

* 哪些异常症状是脑卒中的发病警钟？
* 如何通过三个动作判断是不是得了脑卒中？
* 什么是脑卒中的"1/6 理论"？

清晨出门上班却突发身体异常。平时动作利索的人，突然发现穿不上鞋！一向身体健康，为何也会被疾病盯上？面对如此凶险的疾病，首都医科大学附属北京安贞医院神经内科主任、主任医师毕齐教您提前发现疾病的简单方法。

* 异常症状警惕脑卒中

脑血管病在我国是一种发病率非常高的疾病。大概每年有 200 多万人新发脑卒中。这中间有大约 150 万人死亡，存活下来的人群中有 3/4 的人留有不同程度的后遗症，也就是说这些患者有不同程度的残疾。

脑组织相当于一个司令部，里面有很多部门，分管着不同的功能，比如分管语言的功能、分管肢体活动的功能、分管感觉的功能等。这些功能区由于处在不同部位上，不同部位发生脑卒中以后，会出现不同的表现。最常见的一个问题是半身不遂，也就是偏瘫，一侧肢体不能活动。

另一个常见的问题是，患者会出现语言障碍。它包括两部分：第一，理解别人说话出现问题，别人问话听不懂；第二，自己表达有问题，能听懂，但是自己表达得不清楚，患者往往形容自己"舌头怎么这么笨"，本来说话很流利，现在却说得磕磕巴巴、词不达意。

还有一种叫构音障碍。构音障碍就是说话的声音发生变化了，比如突然声音嘶哑，声音不像以前那样圆润，或者声音低沉。

脑卒中患者在视觉上会出现偏盲，是指一侧的视野出现缺损。简单地说，患者会形容一侧好像有一堵墙挡在旁边，余光看不到旁边的东西。

还有一个最严重的症状，比如脑溢血，可能出现头痛、呕吐和昏迷的问题。又如蛛网膜下腔出血，这样的患者如果严重的话，很可能会出现头痛、呕吐甚至意识障碍。

如果症状严重的话，谁都能看出突发了疾病。关键的问题是在发作比较轻的时候，一定要及时去医院诊治。

* 自测

第一，能不能微笑，照镜子看自己嘴歪了没有，看鼻唇沟是否对称。正常人不论怎么笑、怎么张嘴，鼻唇沟都是对称的，如果有口角歪斜的话，就会出现鼻唇沟不对称、嘴歪的情况。

第二，两只手能不能举起来。半身不遂的时候，一只手可能举得很高，另一只手可能举不上来。

第三，说话，能不能很流利地对答，声音有没有变化，用词是不是准确，语言是否连贯。

在"自测"这三个动作里面，只要其中之一存在问题，下一步就要马上打电话叫救护车了。

* 脑卒中的病因

58 岁的王先生还有两年就退休了，他是一个特别讲究生活质量的人，几十年如一日，每天早上6点起床，7点上班，晚上11点绝对处于熟睡状态，而且不抽烟、不喝酒，王先生对自己这种生活状态也非常满意。这次毫无征兆地患上了脑卒中，让王先生很是纳闷，按理说自己不可能患上这么严重的疾病，但是医生告诉他，其实他身体内早就埋下了疾病的种子。

专家提示

由于王先生之前有非常好的生活习惯，长期对高血压控制良好，在这个过程中，他已经预防了很多次脑卒中的危险。为什么最后还会发生脑卒中呢？这里面原因很复杂。严格地预防后，可以极大地降低风险，但是没有百分之百杜绝疾病的把握。

* 脑卒中的危险因素

脑卒中的发病与年龄和性别都有关系，小于60岁的男性发病率极高，到了一定年龄之后男女发病率接近一致。年龄越大心脑血管疾病越多。我们只能尽量改变那些我们能改变的东西。一方面是生活方式，包括健康饮食、锻炼身体；另一方面是脑血管病危险因素，比如高血压、糖尿病、高脂血症、不运动、吸烟喝酒、肥胖等。这些都是引起脑卒中的危险因素。

* 脑卒中的"1/6理论"

2010年在世界卒中日时，提出了一个主题，即"1/6理论"。什么叫"1/6理论"呢？就是全世界每6个人中间，就有1个人患脑卒中，每6个脑卒中患者就有1个人死于脑卒中，每6分钟就有1个人因为脑卒中而永久致残。

* 脑卒中的筛查

　　没有明确疾病的一般人群，每年至少做一次检查，年龄越大检查越重要。如果有某一项疾病，比如有高血压，那么高血压的检查不能一年一次，得经常做检查。筛查不是目的，目的是要控制这些危险因素，预防脑卒中的发生。

第二十一章

小中风　大麻烦

讲解人：毕齐
首都医科大学附属北京安贞医院神经内科主任、主任医师

* 为何小中风是脑卒中发生的前兆？

* 小中风究竟有何危害？

* 脑血管问题与痴呆有什么关系？

　　并不是所有的脑卒中患者都会有症状，无症状的脑卒中同样可怕。老年人常吃的阿司匹林，也会暗藏危机。45 岁以上的人群，10 个人里就会有一个小中风患者。面对如此高发的疾病，我们应该如何应对？首都医科大学附属北京安贞医院神经内科主任、主任医师毕齐为您解答。

* 不可忽视的血管堵塞

　　交通系统、公路系统相当于人体的循环系统，公路就相当于人体的血管，一个城市里面公路系统连接整个城市的方方面面，在人体内也是一样的，整个血管系统联系着我们身体的方方面面。公路堵塞严重，会使整个城市陷入瘫痪，同样的道理，如果血管出现堵塞的话，依据堵塞部位的不同，也会产生不同的问题。

　　如果堵在十字路口，对整个交通影响比较大；如果堵到一个小胡同，可能对整体的影响不大。反映在我们的身体中，如果堵了大的血管，就会出现比较严重的问题，

比如出现半身不遂；如果堵在相对比较小的血管，症状会比较局限、比较轻微，甚至不容易发现。但是尽管是如此小的血管，也是血管，对脑卒中来讲没有小事，所以，对小中风也应该引起高度的重视。

* 小中风与脑卒中

所谓脑卒中是指在脑梗塞里面梗塞的面积，就像干旱一样，干旱的面积很大可以叫大旱，干旱的面积比较小叫小旱。小中风就是大脑里的小血管发生了问题，坏死的体积比较小。

小中风是指大脑内的小血管发生了狭窄或者微出血的情况，由于没有典型的卒中症状，很容易被患者、家属甚至是医生忽视，但是它是导致脑卒中、其他心脑血管疾病以及认知功能损害的重要原因。

* 小中风的发病率是整个临床中表现的五倍

2008 年世界卫生组织在世界卒中日的时候发布了一个口号，叫作"小中风大麻烦"，认为小中风的发病率是整个临床中表现的五倍。亚洲临床性卒中，表面上没有明显的症状，但往往是隐匿性的卒中或者无症状的卒中，这个卒中的数量是我们能够看到的卒中的五倍，也就是说，我们在工作或生活中看到脑卒中的患者只是冰山一角，只是 1/5。还有一个数据表明，在 45 岁以上的人群当中，这种小中风可能 10 个人里面就有 1 个，对于老年人来讲能达到 30% 左右，是发病率很高的疾病。

* 小中风的典型症状

张先生是一名患有多年高血压的病人，而且血脂也高。有一天他在电视上看见，脑卒中的高危人群应该进行脑卒中筛查，参照着标准，觉得自己也属于脑卒中的高危人群，于是到医院挂号进行脑卒中的筛查，在筛查中血常规和颈动脉超声都没有出现异常。但因为张先生讲述自己曾经出现过眼睛看不见东西的症状，所以医生又给他做了一个头部 CT 的检查，这一查可是把张先生吓了一跳，自己竟然患上了脑梗塞。但是为什么自己全然没有感觉呢？

专家提示

张先生是非常典型的小中风的患者，他有高血压、高血脂，年纪稍微偏大，有一些脑血管病的危险因素。患者自己没有太明显的感觉，而在检查中发现有脑梗塞，在临床脑梗塞的症状很轻微，比如有过眼睛看不清东西的症状，但是他没有认真对待。有的患者会出现说话不清楚，或者左边或右边的肢体麻木，也忽略了，最后做影像检查才发现有问题。所以说，小中风有一些轻微的、不太典型的表现，容易被患者、家属忽视，甚至被医生忽视。

头晕、头痛、视物不清、言语不利、肢体麻木等症状，在正常人身上也会有所表现。如果小中风患者出现这些症状不进行及时治疗，病情就会逐渐加重。

*CT 是可以准确发现病因的

因为小中风临床表现很不明显，所以往往要借助影像学检查来诊断，CT、核磁共振是常用的检查方法，医生经常通过核磁共振检查发现很小的梗塞，在医学上把它叫作腔隙性梗塞或者叫腔隙性脑梗塞。

小中风是个大概念，在这个大的概念里面分成几个部分，最常见的是腔隙脑梗塞、微出血和脑白质变性。这三种情况临床表现有类似的地方，表现都不是太明显，但是这三种情况都可能引起认知功能下降。所谓腔隙，一般是指直径在15～20毫米以下的新鲜或陈旧性脑深部小梗塞；脑白质变性，整个脑组织在片子上面能看到有一些白色的变化；微出血，也就是很小的出血。

最常见的小中风是梗塞范围直径不超过15毫米，且不是关键部位的腔隙性梗塞。脑微出血也是最常见的类型，如果需要服用阿司匹林等可能引起出血的药物，应警惕是否有脑部的微出血。这类患者如果要做溶栓，则出血的风险会更大，所以应该提早发现、及时治疗。

* 小中风的危险信号

李先生今年65岁，退休前是一名财务工作者，工作也比较清闲，闲暇时候喜欢在家研究做菜，烧得一手好菜，为此他经常在同事面前炫耀。但是就在两个月前，他的菜做得越来越难吃，不是咸了就是淡了，甚至有时候把酱油当成醋放了。李先生也觉得奇怪，为什么自己炒菜的调料不是多放就是少放呢？

专家提示

小中风可以引起人的认知功能下降乃至痴呆，这位患者表现出来的叫执行功能下降，比如原来做很简单的一个菜，如鸡蛋炒西红柿做得非常好，但现在越来越不会做了。一件很简单的事情做不成，在很多情况下表现为记忆力的下降。

如果出现了记忆功能的减退，尤其是逆向性遗忘，思维迟钝、计算力差、判断力差、语言障碍、时间和空间定向力出现障碍，很有可能是出现了认知功能下降，需要及时到医院进行检查和治疗。

* 老年性痴呆与血管的关系

血管性痴呆和老年性痴呆在表现上非常接近，只是原因不太一样，是两种完全不同的疾病。老年性痴呆在神经科叫作退行性疾病，这种疾病到目前为止还没有太好的治疗办法。而血管性痴呆不一样，之所以把"血管"单列出来，是因为血管性痴呆有办法治疗，有些因为血管病而导致的痴呆患者，经过治疗脑血管病以后，很可能会有一个比较好的效果。

痴呆分为老年性痴呆、血管性痴呆和混合型痴呆。老年性痴呆是一种退行性疾病，目前还没有很好的治疗办法。但是血管性痴呆是由于脑部血管病变引起的，经过脑血管病的治疗以后，就会有一个比较好的效果。

第二十二章

疏通生命要道

讲解人：毕齐

首都医科大学附属北京安贞医院神经内科主任、主任医师

* 脑卒中的高危人群要做哪些筛查？

* 检查颈动脉可以知晓全身动脉硬化情况吗？

* 脑卒中突发后第一时间应做什么？

为了提前发现疾病，我们需要每年进行体检。那么对于脑卒中患者来说，是否也需要定期检查呢？可怕的脑卒中万一发生在我们身边，我们该如何应对？人体的"司令部"一旦出问题，我们有哪些解决的办法？首都医科大学附属北京安贞医院神经内科主任、主任医师毕齐为您解答。

* 脑卒中的高危人群一定要做筛查

如果年龄超过了 40 周岁，并且有高血压、房颤或瓣膜性心脏病、吸烟、血脂异常、糖尿病、体育锻炼很少、明显超重、脑卒中家族史这八项危险因素中的三项，或者有既往脑卒中病史和既往短暂脑缺血发作的其中一项，就属于脑卒中的高危人群，存在很大的脑卒中风险，应该进行脑卒中的筛查。

* 筛查

筛查包括血液的筛查、颈部动脉的筛查和心脏的筛

查，有必要的话患者还要做头部 CT 或者核磁共振检查。

* 脑卒中检查颈动脉是为了了解全身的动脉硬化情况

第一，颈动脉的狭窄和斑块形成，在很多情况下是导致脑卒中的直接原因。第二，血管性疾病的根本原因是动脉粥样硬化，颈动脉检查是为了知道全身动脉硬化的情况。

如果颈动脉硬化非常严重，狭窄得非常明显，可以推测该患者其他的血管可能也会有问题，类似情况提示您，要进一步做更多更全面的检查。

安贞医院脑卒中筛查门诊大概筛查了几千名患者，高危患者接近 1/5。这是一个很吓人的数字，检查和不检查是不一样的。很多情况下我们不知道自己有问题，因为没有症状就认为没有问题，没量血压就认为没有高血压，这完全是两个概念，所以检查非常重要。

血常规化验和颈动脉超声检查是脑卒中筛查的常规检查项目，因为颈部的血管最"敏感"，所以能从颈动脉看出全身血管的健康状况。经过初步筛查后，医生会根据检查结果和患者情况，选择是否进行下一步的脑部 CT 或者核磁共振检查。

* 脑卒中突发要第一时间将患者送往医院

潘先生是一位退休老干部，身体一直不是很好，基础疾病样样不落，每天都吃着各种各样的药。一天下午，正在家看报纸的潘先生突然半边身体就动弹不了了，意识模糊，家人见状赶紧给他服用安宫牛黄丸，随后拨打了 120 急救电话。

专家提示

患者在家里发生脑卒中（其实不只是脑卒中，任何一种比较严重的疾病，包括心脏病在内），大家做的第一件事是马上打120，不要有任何犹豫，不要给你的家人打电话，如找老伴、儿子、女儿、女婿，找一大堆人，这些人大多在上班，还要请假，等赶回来时间就耽搁了，所以第一反应是不要判断他的病，根本判断不了，直接打120。曾经做过一个调查，如果叫120，大概80%的患者在6小时之内赶到医院；如果自己送病人，只有50%的患者在6小时内到达医院，所以打120是最好的选择。

* 不能盲目用药

安宫牛黄丸是非常经典的药，在中药里面是一颗璀璨的明珠，但是要把它用对地方，用在点上。因为使用时机是很有讲究的，不是随便灌进去。尤其是，不明白患者为什么在家里突然倒下，这时候不要盲目地喂药，很不科学。要第一时间打120，打120后会随车来专业的医生和护士，他们会对这个疾病有初步的判定，在运输的过程中和到医院后，他们会告诉急诊医生病人的情况。这样就可以节省很多中间的环节，赢得宝贵的抢救时间。

* 脑细胞死亡无法修复

脑细胞死亡目前来说还没有很好的可逆办法。但是，脑组织在梗塞以后，在梗塞的核心区域和正常的脑组织之间的这个区域叫半暗带，半暗带的脑组织相当于一朵缺水枯萎还没有死亡的花。如果及时地开通血管，半暗带就可以被抢救活。

如果身边出现了急性脑卒中患者，一定要先拨打120急救电话，将患者用最短的时间送到最近的医院。在无法确定患者病情的情况下，不能盲目地给患者喂药，以免给后续的治疗带来麻烦。

3/4 的脑卒中患者会有不同程度的残疾，而且可能会失业或者失去正常的朋友圈，这样给脑卒中患者的康复带来很严重的影响，所以家人的支持对于脑卒中患者的康复至关重要。

如果超过了时间差，即使把血管开通了，就像花一样，旱的时间太久，再浇水也无济于事。所以一定要在没有完全死亡之前，尽可能地挽救。

第二十三章

"司令部"的危机

讲解人：毕齐、勇强

毕　齐　首都医科大学附属北京安贞医院神经内科主任、主任医师

勇　强　首都医科大学附属北京安贞医院综合超声科主任、主任医师

* 出现未知原因的头痛提示什么问题？

* 谁是脑卒中的高危人群？

* 稳定性斑块和不稳定性斑块有何差别？

　　到底为什么突发脑卒中住院了？脑卒中发作真的无迹可寻吗？小小斑块有怎样的危害呢？首都医科大学附属北京安贞医院神经内科主任、主任医师毕齐，综合超声科主任、主任医师勇强共同为您讲解如何读懂大脑发出的求救信号。

　　马上开车送他到安贞医院，经过一系列的检查后，确定他患有急性缺血性脑卒中。高先生发病的前一个月，他发现自己说话有些结巴，但是他并没有非常在意。他说话结巴与脑卒中突发有什么联系呢？

专家提示

　　脑卒中早期的三个表现：

　　第一，说话出现问题。一般存在两种情况：一种情况是理解别人说话有问题，听不懂别人说什么；另一种情况是自己说话有问题，主要表现为以前口齿很伶俐的人，突然觉得舌头发笨、嘴发笨，说话时前言不搭后语，就是突然变结巴了。

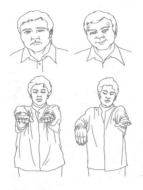

第二，让患者微笑，看一看在鼻子和口唇之间的鼻唇沟，有没有口角歪斜。

第三，举一下胳膊，如果出现偏侧的瘫痪，半身不遂，抬起胳膊就会掉下来。

这三个动作里面如果有一个出现问题了，就要去医院，或者打电话叫救护车。

当出现说话结巴、口角歪斜、一侧肢体偏瘫无力这三种情况中的任意一种时，应警惕脑卒中的发生，马上到医院进行检查。

* 脑卒中的前期征兆需警惕

第一点，手、腿会突然麻木，最常发生在身体的一侧，就是半身不遂。第二点，说话或理解语言有困难。第三点，单眼或双眼突然视物不清。另外，行走困难、头昏、平衡或者协调功能有障碍都可能是脑卒中的征兆，需要综合检查和判断。出现这些症状后，不要自己做决定，尤其是在言语不利和肢体麻木的时候，很多患者都不重视，认为一会儿就会恢复正常，患者的这种做法很可能会延误病情。出现这样的问题，最好的办法是赶快叫急救车去医院，让医生检查清楚，有问题及早治疗。

当出现肢体麻木、言语困难、视力模糊、行走困难、未知原因头痛时，应立即到医院让医生检查是否出现了问题。

* 出现未知原因的头痛应引起重视

有很多人患有偏头痛 10 年、20 年，但突然头痛的持续时间以及剧烈程度增加了，这时候要引起注意，如果还伴有恶心、呕吐甚至意识不清楚等症状，这种头痛肯定和以往的头痛是不一样的，要到医院检查。另外，如果既往没有头痛症状，突然出现头痛问题，而且越来越剧烈，这种情况也需要引起重视，很可能发生了脑卒中。

脑卒中应该早发现、早治疗，康复效果会好很多。

* 脑卒中的筛查方法

脑卒中的筛查方法：第一，要做颈动脉超声，主要看颈动脉硬化情况，以及有没有斑块出现；第二，在神经内科做神经系统的常规检查；第三，做经颅多普勒超声，即对颅内血管进行超声检查；第四，做冠心病的检查。另外，还要做一些血液方面的检查，很多血液的成分和动脉粥样硬化有密切的关系，比如血脂、血糖等。

* 脑卒中的高危人群

第一，既往有过脑卒中病史的人。

第二，以往有短暂性的说话不清楚、偏身感觉障碍、半身不遂、眼前发黑的人。

第三，患有高血压的人。

第四，患有房颤或者是心脏瓣膜病的人。

第五，高脂血症患者。血脂异常，包括甘油三酯和总胆固醇或低密度脂蛋白胆固醇超过正常，就叫作高脂血症。

第六，患有糖尿病的人。

* 适量运动可防脑卒中

医生给大家推荐的体育锻炼频率是每周3次，每次30分钟的有氧运动。所谓有氧运动，就是不要练得太喘，呼吸太喘就处于缺氧状态了。从预防脑卒中的角度来讲，轻微运动就可以，比如散步。但这种运动一定要坚持才有效果。

* 颈动脉斑块有稳定性斑块和不稳定性

如果头痛持续时间与剧烈程度增加，并伴有恶心、呕吐；或者以前并未有过头痛，现在突然出现头痛，并越来越剧烈，应引起重视，及时到医院就诊。

斑块之分

同住一个小区的王阿姨和冯阿姨平时特别注意身体健康，这天她们一起去社区医院做脑卒中筛查，结果颈动脉彩超做完以后，她俩都被查出颈动脉有斑块，但是结果不同，她俩一个是稳定性斑块，另一个是不稳定性斑块。这两种不同的斑块有什么区别呢？

专家提示

很多脑卒中的发生和颈动脉狭窄、颈动脉斑块有直接关系。斑块一般分为两类：稳定性斑块与不稳定性斑块，俗称好斑块和坏斑块。不稳定斑块即易损斑块。从超声科医生的角度讲，叫作均质的斑块和非均质的斑块，即软斑块和硬斑块，或者混合斑块，这是由超声检测来判断的。检测斑块对于临床提示患者脑卒中的风险是非常有帮助的。

硬斑块主要是一种钙质成分，所以脱落的概率非常低；而软斑块的稳定性差，特别是那些混合回声的斑块，里面有坏死的核心或者脂核，特别危险。因为软斑块表面有纤维帽结构，像平常吃的饺子，薄皮大馅还是厚皮小馅，如果纤维帽，也就是饺子皮很薄的话，一旦饺子皮破了，饺子馅就会露出来，放到患者身上即斑块破裂、脱落，形成脑卒中。通过超声可以观测到斑块有没有纤维帽，纤维帽越厚，风险就越低；纤维帽越薄，破裂的风险就越高。医生会提示高风险的患者，强化降脂，用一些抗血小板的药物，防止斑块破裂，使患者患脑梗塞的概率大大下降。

另外一种情况是斑块内有新生的血管出现，新生的血管是后天形成的，而且这种血管的发育是不健全的，所以容易破裂。如果没有血液病的话，血管破裂后很快就会凝固，形成一个血栓，这个血栓在身体其他诱因的作用下一旦脱落，患者就会出现脑梗塞。

* 超声检查对脑卒中治疗意义重大

张先生有一个最大的嗜好就是吸烟，平时总是烟不离手。今年8月的一天正在计算机前工作的他突然感觉右侧身体有些麻木，于是来到医院。经过一系列的检查，结果显示颈动脉内有一个不稳定斑块，并且这个斑块已经破裂。

专家提示

这个患者出现了短暂的一侧肢体麻木，在做超声检查的时候就会发现，在斑块的表面，有一段连续性是中断的，这提示纤维帽的破裂，所以这个患者最后的CT检查结果证明是新发的脑梗塞。通过这个病例可以看到，超声的检查可以做到以下三点：第一，判断患者有没有斑块；第二，判断斑块是否稳定；第三，判断斑块的纤维帽是不是连续的，是不是已经有破裂。

* 根据颈动脉狭窄的程度选择治疗方法

颈动脉狭窄大于70%的患者应进行手术治疗，有过脑卒中史且颈动脉狭窄大于50%的患者也可选择手术治疗，对于狭窄不到50%的患者可选择进行药物的保守治疗，但每年应至少做一次超声检查观察病情变化。

软斑块表面有一层被称为纤维帽的结构，纤维帽越薄，斑块破裂的风险就越高。有不稳定斑块的患者及时服用降脂和抗血小板的药物，可以大大降低脑卒中的概率。

通过超声检查可以判断患者是否有斑块、斑块的稳定情况，为后续的治疗带来依据。

第二十四章

解密脑卒中

讲解人：赵性泉
首都医科大学附属北京天坛医院神经病学中心主任医师

* 什么样的头晕预示脑卒中来袭？

* 什么原因引起了颈动脉狭窄？

* 如何预防颈动脉狭窄？

花甲老人早起吃饭，却突发意外，两手突然发麻，甚至眩晕，这到底是什么急症？去医院看病，却因祸得福，医生给出发病概率，让人大吃一惊，到底什么是深埋在体内的隐患？首都医科大学附属北京天坛医院神经病学中心主任医师赵性泉为您揭开谜底。

* 出现头晕、半身麻木需警惕

2010 年 11 月 13 日一大早，樊先生在早晨起来准备吃饭的时候，忽然发现胳膊无力，连碗都无法端起。樊先生怀着忐忑不安的心情赶忙打车来到医院就诊，接诊的医生对他进行了详细的询问。医生根据他的一系列症状，初步怀疑他患有脑卒中。为了进一步确诊病情，在医生的建议下，樊先生做了进一步的检查。然而，结果却有些出乎人的意料。其实在此之前，樊先生经常会出现眼前一黑的现象。特别是有一次，他出去买水果，在回家的路上，突然感觉到一阵眩晕侵袭而来，水果也撒了一地。可就在他弯腰捡掉在地上的水果时，忽然感觉到眼前发黑，怎么揉都不管用。这种情况大概持续了两分钟，随即恢复正常，他认为可能是自己突然低头引起血压偏低，没有大的毛病，也就没有把这件事重视起来。其实，樊先生的这种症状并不是突然发生的，之前晨练时，他就会常常感到头晕，可是很快又恢复了。他认为这种头晕很可能是由于每天锻炼时间太长，过度劳累所致，减少锻炼时间就会没事了，也根本没有在意。

专家提示

樊先生出现了一个关键的症状——头晕。大家可能都有疑问，头晕分为很多类，怎么来区分呢？第一类是颈椎病引起的一过性的头晕，叫"颈性眩晕"，它是由颈椎的增生压迫了椎动脉导致的。大脑有四根主要的血管，其中两根椎动脉从椎孔里走过，老年人颈椎增生后，椎孔变窄，在转颈的时候容易出现头晕，这种头晕叫急转性头晕，尤其是在左右转颈、低头仰头的时候出现天旋地转的感觉，这是由颈椎病引起的。第二类是在感冒、疲劳之后经常有头发昏、头沉的感觉。而像案例里的老先生一样，他的头晕有非常突出的特点，是在眼睛出现黑蒙的同时，伴随头晕，半身肢体发麻或者无力，这就必须提高警惕了。

正常人如果血管没有狭窄的情况，正常的体位变化，一般人具有10～20毫米汞柱的血压波动，可以进行调节。如果躺下再坐起来，出现头晕的次数比较频繁，说明颈动脉的狭窄越来越严重，狭窄在逐渐进展。

颈动脉狭窄出现的头晕，一般是与其他的症状同时发生的，比如单眼的黑蒙，半身肢体的麻木、无力等。

* 早期发现脑卒中的症状能降低患病风险

樊先生是短暂性脑缺血发作。如果一个人发生头晕、一过性黑蒙，并伴随身体麻木之后，在7天之内患脑卒中的风险是 4% ~ 7%；在 3 个月内，有 10% ~ 20% 的患者会患有永久性的脑卒中，这是一个非常严重的后果。

那么脑卒中在早期都有什么症状呢？

第一，头晕。

第二，一只眼睛的视力减退，偶尔出现一过性黑蒙。

第三，语言表达不清，理解能力减退。

第四，肢体的协调性差。

第五，头晕、头疼。

这些症状如果有一条出现，说明颈动脉可能有潜在的风险，这些症状和颈动脉狭窄的部位以及严重程度有关系。有一种自检方法，就是用自己的拇指和食指，同时摸颈部两侧的动脉，如果两侧的搏动是对称的，说明狭窄情况不太严重；如果一侧没有搏动，或者两侧搏动不对称，说明血管狭窄比较严重。

＊颈动脉狭窄源于老年人不良的饮食习惯

樊先生的检查结果显示，颈动脉狭窄不是很严重，所以通过药物来治疗，是完全可以康复的。经过不到一个星期的精心治疗，樊先生的胳膊渐渐有力气了，身体也慢慢开始恢复了。医生告诉他，颈动脉发生堵塞其实并不是短时间内形成的。那到底是什么原因造成了他的血管严重堵塞呢？

专家提示

樊先生本身患有糖尿病，加速了血管的病变。加上他还患有其他的基础病，像高血压病、高脂血症等，综合起来，危险因素非常多。除此之外，他本身比较喜欢吃肉和油腻的食物，吃油多了到底有什么坏处呢？《健康北京》的记者做了一个实验：将 1000 克的油倒入锅内，等油开锅，将 5 根油条分别放入锅中，几分钟后油条就出锅了。将炸过的油倒入有刻度的容器中，油少了整整 100 克，也就是说 5 根油条的含油量大于 100 克。看到这个数字，相信大家心里多少都会有些惊诧，一个人正常摄入的油量到底是多少呢？假定某个人的体重是 60.5 公斤，$60.5 \times 0.45 = 27.2$（克），相当于一天摄入约 30 毫升的量，这是一天内正常人油量摄入的标准。

一个正常人，每天摄入油的计量公式，就是您的体重乘以 0.45。

* 如何预防颈动脉狭窄

如果颈动脉已经出现了狭窄，同时具有临床症状，医生会采用一些抗血小板、调脂的药物，还有一些治疗糖尿病的药物。这些药物针对患者具有一个量化的剂量，和正常人是不一样的。

如果没有颈动脉狭窄的症状，只是为了预防出现颈动脉狭窄，可以先克服自己的危险因素，比如高血压病、糖尿病、高脂血症、抽烟、饮酒、少运动，把各项指标控制在合理的范围之内即可，这是颈动脉狭窄的一级预防。

世界卫生组织有一句 16 个字的健康口号：合理膳食，戒烟限酒，适量运动，心理平衡。如果能够做到这 16 个字，就会有非常强健的体魄。

第二十五章

眩晕背后的隐情

讲解人：赵性泉

首都医科大学附属北京天坛医院神经病学中心主任医师

* 哪些原因会导致眩晕？
* 头晕和眩晕有何区别？
* 怎样通过血压发现血管病变？

几乎人人都有过头晕，究竟有何不同？头晕与脑血管病有着怎样的关系？首都医科大学附属北京天坛医院神经病学中心主任医师赵性泉带您破解头晕的秘密。

* 眩晕可能是由于耳石脱落引起的

陈女士今年 56 岁，去年 5 月开始出现了头晕的症状，头晕给她的生活造成了很大的影响。陈女士一直以为自己的头晕是由血压高导致的，在附近很多家医院进行了治疗，但头晕的症状并没有因为这些治疗而得到好转。

专家提示

头晕有一个明确的特点，和患者的体位有直接的关系，在体位变化的时候，如翻身、坐起或者低头、转颈出现天旋地转的感觉，而且这种眩晕时间相对持续比较短，这叫良性位置性发作性眩晕。

良性位置性发作性眩晕主要是因为内耳的耳石脱落所致，又被称为耳石症。它主要表现为眩晕持续的时间较短，一般只有在翻身、坐起等位置发生变化的时候出现这种症状，而且治愈后的效果好。

* 过度疲劳、外伤和内耳的缺血会造成耳石的脱落

引起耳石脱落的最常见的原因是患者得不到好的休息、过度疲劳、外伤，还有一些老人出现内耳缺血。

* 耳石症容易被误诊

耳石症如果诊断正确，通过复位治疗，把耳石转到另外的位置，患者症状即可马上消失，如果被误诊，就会让患者很心烦，眩晕持续的时间非常长，而且在特定的环境下稍微一劳累，头部一变化位置又会出现复发。

耳石症的治疗手段非常简单，而且治愈后症状会马上消失。但是很多人对这种疾病的认识不够，经常被误诊为大脑供血不足而导致了这种眩晕，严重影响患者生活和工作。

* 头晕和眩晕的区别

耳石症产生的晕是眩晕，眩晕和头晕有一个界限，眩晕有一种错觉感，就是天旋地转和周围空间的错觉感，感觉自己在转或者是周围的空间在转。任何人都有过头晕，比如没休息好或者心情比较烦躁，都会有头晕、头昏的感觉。但是如果患者在眩晕中出现空间的错觉感，大概 30% ～ 40% 患者属于耳石症。

* 眩晕的三大类型

常见的眩晕类型有：

第一大类是中枢性的眩晕，这可能是由于脑部的病变引起的，尤其是老年人特别关心的脑卒中。

第二大类是周围性眩晕，即上文所述的由内耳的病变引起的，对人的生活质量可能有影响，但是不会造成严重的后果。周围性眩晕往往由内耳的病变引起，同时伴有听觉的障碍，如耳聋、耳鸣的症状。

第三大类是眼源性的眩晕，由视觉的障碍引起。另外，低血糖、晕厥等也可以引起类似的表现。

* 如果眩晕没有得到及时的治疗就会产生脑梗塞

60岁的徐先生身体一直很好，但就在一个月前的某个下午，出现了一种奇怪的现象：他开始恶心呕吐，看东西都是旋转的，半个小时过去了，也没有好转。家人赶紧将他送进了县医院。

专家提示

徐先生的症状是脑卒中的前兆症状，如果处理不及时，就会出现脑卒中。为什么我们对此特别重视呢？因为这个地方的供血，称为小脑的病变，人的生命中枢都集中在脑干或者脑干的下部，如果处理不当有严重的后果，包括突然间的昏迷，更严重的出现四肢瘫痪或者是偏瘫。

这些患有脑梗塞或者小脑梗塞的患者，在发病前会出现短暂性、发作性眩晕的症状，而且会同时伴有一些行走、共济失调或者平衡障碍，甚至出现重影，有些人出现构音不良、说话不清楚、吞咽障碍等症状。眩晕持续时间比较短，容易被忽视，但可能就是脑梗塞了。最早出现眩晕时是最佳的治疗时期。

* 量血压也能发现血管病变

65 岁的刘女士患高血压多年，每天早上起来量血压已经成了刘女士生活中不可缺少的一部分，血压控制得也比较平稳。她一般习惯测量自己的右胳膊，有一天，她可能干活干多了，右胳膊有点酸胀，觉得不舒服，于是转为测量左胳膊。但这一测量可吓了她一跳，左边胳膊的高压，比右胳膊平时的高压低了 30 个单位。她又反复测了两次，结果还是一样。此时她也顾不上疼痛了，又测量了右胳膊的血压，右胳膊的血压跟平时没什么变化。

专家提示

这位刘女士的习惯是测右侧，由于某种情况，她右侧的肢体感觉有一些酸胀或者无力，其实这本身是血管病变的一个特点。因为锁骨下动脉有一部分到脑部，另一部分到上肢，如果狭窄之后，上肢会出现这种乏力的感觉。所以，要习惯同时测量两侧，如果发现有这种差距的话，就能够及早发现存在的血管病变。

在医院，我们习惯量一侧的血压，如果有这种症状，可以量两侧的血压。如果出现两侧血压不等，而且相差 20 毫米汞柱以上的时候，就要高度重视了，需到医院做一个测评，看看后脑的血管有没有狭窄。发现狭窄后要及时给予药物或者血管内的支架治疗，这种治疗的效果非常好。

不管是后循环还是前循环的缺血，都是由动脉硬化病变引起的。为了很好地预防动脉硬化的发生，老年人应该定期做血管方面的评估，对于有高血压、糖尿病、脂代谢紊乱的患者，一定要控制好这些危险因素。

第二十六章

年老谨防"跌"

讲解人：赵性泉

首都医科大学附属北京天坛医院神经病学中心主任医师

* 老年人跌倒为何会成为致死的原因？

* 哪些原因会造成老年人跌倒？

* 如何预防跌倒的发生？

生活中常见的跌倒为何会导致死亡？跌倒已经成为老年人受伤的首要原因，老年人该如何预防？如何降低老人摔倒的风险？首都医科大学附属北京天坛医院神经病学中心主任医师赵性泉为您解答。

* 跌倒与摔倒的内在原因不同

65岁的李先生已经退休5年了，有着幸福的晚年生活，平日身体也不错。儿子是一名小有成就的律师，很孝顺，虽然平时工作忙，还是努力抽出时间来看望父亲。一家人其乐融融。2011年底，李律师突然接到家里人电话，说父亲在洗手间重重地摔倒在水泥地板上，已经昏迷不醒，被送往北京天坛医院。脑部CT结果显示脑挫伤，患者被及时送往医院ICU病房，经过全力抢救仍然没能挽救老人家的生命。

专家提示

从字面上看，患者的跌倒有自身的一些原因，摔倒可能有外力的因素。所以谈到跌倒的话题，往往是针对老年人的。由于自身的一些疾病，或者是一些环境的因素，倒地之后会造成一些损害。跌倒的话题在国内没有得到充分的重视。在美国有一个非常专业的组织就是预防老年人跌倒的。据该组织统计，在65岁以上的老年人中，有过跌倒经历的占30% ~ 40%，每年有超过10万人因为跌倒失去了生命，约有50万人是因为跌倒造成了肢体的残疾或者其他严重的后果。所以跌倒的危害是比较大的，且主要是在65岁以上的人群中发生，随着年龄的增长，这个比例会越来越高。老年人跌倒以后会出现严重的并发症，包括关节的扭伤，股骨头、骨股颈的骨折是非常常见的。而且，老年人由于有过跌倒的经历，他们会变得非常的谨慎，刻意限制自己的活动，这会影响他们的生活质量和社会功能，甚至有些老年人因此会长期地脱离社会，造成严重的认知和情绪障碍，由此引发痴呆、抑郁等疾病。

* 跌倒后会造成脑挫伤

如果在跌倒的一瞬间，正好脑袋磕到了类似马路牙子或卫生间中一些比较硬的东西，就会形成继发性的损害，引起颅脑外伤，严重的颅脑外伤是会致命的。

* 帕金森综合征是导致跌倒的原因

郭先生是一位工程师，两年前退休后就逐渐出现了行动迟缓、走路向前冲，有的时候四肢还会出现不自主抖动等症状。当时郭先生并没有对此重视，但是在一次打扫卫生的时候不慎跌倒了，头破血流，子女从单位匆忙赶回家将他送到医院急诊。幸运的是，头部CT显示脑实质未见明显异常，只是头皮外伤，清创后缝合了8针。

这位郭先生曾多次摔倒，头部2次外伤缝合。经检查发现，郭先生患上了帕金森综合征。

专家提示

有步态异常，在正常人一般不会跌倒的前提下，出现意外的跌倒，首要原因是该患者自己身体上的疾病，如帕金森综合征；其次是环境因素，如地板硬度等。

* 老年人跌倒的原因

首先是眼科的问题，40岁以后大部分人会出现花眼，也叫远视眼。空间立体感的变弱会影响患者对周围环境的判断，这是一个原因。另外一个原因是老年人的听说能力会下降，会出现耳背或者耳聋的情况。还有一个原因是低血压，老年人经常有高血压，然后会服用一些降压药物，如果服用的降压药物不适合，或者有些药物可以引起条件性的低血压，导致跌倒。脑缺血、心脏病、突然间一个比较恶性的心律失常，会导致出现脑部供血的中断，也可致跌倒。有时候老年人晚上睡不着吃一片镇静类的药物，第二天可能感觉有些头昏，或出现类似醉酒的状态，导致跌倒。另外，在感染和脱水的情况下，也会出现跌倒的情况。

* 步态平衡障碍测试

首先从椅子上站起来，不依靠手的帮助站起来，往前走3米，然后再转身回来，重新坐到椅子上，这个动作要求在16秒钟之内完成。如果有困难的话，那就说明有平衡能力方面的问题。

* 预防跌倒发生：常打太极拳

太极拳本身的动作相对比较舒缓，而且讲究对称、平衡，是很适合老年人长期坚持的运动。如太极拳的意外跌倒风险，在训练过程中相对要小一些。

除了要有针对性的锻炼和理疗以外，还要合理地用药来增加老年人骨骼的坚韧性，因为老年人容易出现骨质疏松。老年人的心脏病突发、突然晕厥，尤其是有心脏疾病的患者，相对发生的概率比较大，针对这方面应做一个治疗。如果合并了心率的减慢，心脏起搏器的及时安装效果会更好。针对高风险人群，如果出现髋骨部的骨折，可能会造成终身卧床，因为它本身的愈合能力非常差，可以给一个保护性的装置。还可以对家庭环境的危险性进行评估和改进，若家里有老年人，且具有跌倒的高风险因素，需请专业的人士给您家提一些类似家中的生活设施该怎么设置的建议。

第二十七章

致命的甜蜜

武剑，2011 年 6 月
28 日节目播出，时
任首都医科大学宣
武医院神经内科副
主任、主任医师。

讲解人：**武剑**

北京清华长庚医院院长助理、神经内科主任、主任医师

* 长期的头晕、腿麻跟什么有关系？

* 导致脑梗塞的原因有哪些？

* 如何排查脑卒中的危险因素？

频繁的眩晕，会预示着什么疾病？帮凶竟是一种常见病。如何及早发现血管病变？首都医科大学宣武医院神经内科副主任、主任医师武剑为您讲解。

* 梗塞部位不同　症状表现有差异

某天早晨，汪先生跟往常一样来到公司开始一天的工作。可在这时意外却发生了，他感到一阵眩晕，其实这样的眩晕之前已经出现了很多次，不过每次都能够缓解，所以没有引起重视。但是这次两个小时过去了，眩晕依旧没有缓解，于是他来到医院检查。检查结果只是血糖有点高，没有其他问题，所以汪先生就请了一个星期的假在家里休息。本以为休息能让症状缓解，可是他又出现了走路不稳、左腿麻木等症状，医生初步判断他患有脑梗塞，经 CT 和核磁共振检查证实了医生的判断。

专家提示

汪先生梗塞的部位在小脑和脑干上面，这意味着有神

经组织的坏死，影响到神经所支配的功能。小脑具有支配人体的协调功能，如果梗塞的部位在小脑上就引起功能失调，主要表现是走路不稳，有的患者可能说话有问题。如果梗塞的部位在脑干上，根据部位不同表现不一样，有的患者出现眩晕伴有恶心、呕吐症状；有的患者一侧的肢体麻痹无力；有的患者会视物模糊；有的患者可能有吞咽障碍，食物吃不下去，饮水可能有呛咳；有的患者是走路不稳；等等。

长期的头晕、腿麻，竟然是脑梗塞在作怪，而脑梗塞后是否出现偏瘫、失语的情况与脑梗塞的部位有直接的关系。梗塞部位不同，表现也各不相同。

* 脑梗塞的帮凶——糖尿病

早在 7 年前汪先生就被查出患上了糖尿病，但是那个时候对糖尿病不了解，所以他一直都没重视，只是平时除了不吃甜食，还自己主动服用降糖药。他以为控制了饮食，糖尿病就不会再发展了，但因为没有规范的治疗，这 7 年以来他的血糖一直处于偏高的水平。

专家提示

糖尿病是脑卒中最重要的危险因素之一。糖尿病主要攻击全身的血管，攻击血管里的内皮细胞。这层细胞就像管道系统里刷了一层漆，让管道保持光滑，使液体流通比较顺畅。如果内皮细胞受到破坏，血液中的成分，包括胆固醇，就可能沉积在血管壁上，最后形成较大的斑块，斑块过大就会把血管堵死。

糖尿病会破坏血管内皮细胞，使胆固醇等成分沉积在血管壁上而形成斑块，最终堵塞血管。

* 生活方式不健康会加速破坏血管

汪先生是公交公司的线路调度员，起早贪黑是很平常的事，而且他的工作责任心特别强，每天都要很早来单位做好准备，若是赶上晚班，晚上 12 点才能回家。在生活上，汪先生也有一个不好的习惯，即吸烟。他有将近 30 年的烟龄，发病前，他差不多一天要吸一包烟。

专家提示

引起血管病的原因有很多，其中生活方式不健康会加速破坏血管。第一，生活作息非常不规律。第二，缺乏运动。第三，抽烟。抽烟对血管的破坏特别严重，特别是在糖尿病的基础上，会加快患者发生心脑血管病的进程。

* 脑梗塞治疗要尽早

尽管汪先生已经出现了脑梗塞，甚至半侧肢体麻木，但由于他梗塞的面积不算大，位置也不是很关键，椎动脉的狭窄程度还达不到手术的要求，因此医生给他选择了保护脑组织和抗血栓的药物。经过一段时间的治疗，病情有了明显的好转，麻木的大腿也逐渐有了感觉。这让他感到非常的高兴。但是，医生说即使药物治疗好了后也不能掉以轻心，今后需要 3 ~ 6 个月复查一次。

专家提示

急性脑梗塞在治疗时，主要是挽救还没有坏死的脑组织，使神经功能缺损尽量降到最低程度，并采取一些脑保护治疗和抗栓治疗，尽量保证血液供应和脑组织的存活。

* 门诊筛查排查的危险因素

测试环节：

（1）是否有高血压病、糖尿病、高脂血症？

（2）是否有呼吸睡眠暂停？

（3）是否吸烟或大量饮酒？

（4）是否缺乏运动、肥胖？

（5）是否为男性？

（6）是否牙齿松动、脱落？

这六条都是心脑血管病的独立危险因素，凡具有这些危险因素的人，会比健康人发生心脑血管病的危险度更高。这些危险因素分为两大类：一类是主要危险因素，即患有高血压病、糖尿病、高脂血症和 50 岁以上。另一类是一般性危险因素，包括呼吸睡眠暂停、吸烟或者大量饮酒、缺乏运动、肥胖、男性、牙齿出血和松动脱落。如果直系亲属里有心脑血管病，或者发生过突发性耳聋和缺血性眼病，也属于一般性危险因素。如果主要危险因素中具备两条，就需要去脑卒中筛查门诊做筛查。如果具备一条主要危险因素及两条一般危险因素，也要到医院进行筛查。

* 做自己的医生　一级预防脑卒中

脑卒中已经成为我国国民第一位的死亡原因，每 21 秒钟就有 1 人死于脑卒中，每 12 秒钟就有 1 人发生脑卒中。我国目前存活的脑卒中患者，其中 3/4 都留有不同程度的后遗症，重度致残的约占 40%。如果有潜在危险的人群能够及早筛查，就可以做到"未病先治"。

针对进行脑卒中筛查的人，医生都会根据情况来进行药物或是手术治疗，同时也要注意调整生活状态。饮食要适当、适量，还要注意不能太过油腻。

作息不规律、缺乏运动、抽烟会加快心脑血管病发生的进程。

第二十八章

危险的"堵车"

讲解人： 武剑
北京清华长庚医院院长助理、神经内科主任、主任医师

* 吃盐过多会引起血压升高？

* 高血压耐受与脑梗塞有关？

* 饮水量的多少与脑梗塞的发生有没有关系？

武剑，2011 年 8 月 16 日节目播出；时任首都医科大学宣武医院神经内科副主任、主任医师。

突如其来的手抖，往往预示着健康问题。高血压、脑梗塞间有着不为人知的联系。如何用简单方法自测脑血管病变？首都医科大学宣武医院神经内科副主任、主任医师武剑为您讲解。

* 夏日来临 突发脑卒中

一天，在一家人准备晚饭的时候，王先生突然开始手抖、腿抖，说话不清楚，王先生的家人赶紧拨打了急救电话，将他送到医院。根据王先生的症状，接诊的医生马上给他进行了最基本的检查，结果显示，王先生的血压已经达到了 197/110 毫米汞柱，同时，他大脑的右半球出现了梗塞。出院后他一直服用降压药，可是血压却一直停在 160/100 毫米汞柱。

专家提示

如果高压高出 10 毫米汞柱，脑卒中的风险增加将近 50%；如果低压高出 5 毫米汞柱，脑卒中风险也将增加

50%。高血压会破坏血管内皮，使胆固醇沉积而导致斑块的形成，当斑块不断长大时，就会堵塞血管。

* 对高血压耐受为脑梗塞埋下隐患

转眼一年过去了，王先生的身体状况也越来越好，可进入今年6月后，他的血压却发生了变化。原来，之前一直保持在160/100毫米汞柱的血压，突然降到了100/60毫米汞柱。就在他为自己的血压疑惑不解的时候，意外发生了。一天早上，王先生正准备工作，但是他发现手和腿都开始不受控制地抖动。王先生突然想起去年的经历，难道是自己的脑梗塞复发了？经过医生检查，王先生确实属于脑梗塞复发。

专家提示

王先生的一条重要动脉已经闭塞了，可能因为这条动脉由早期的狭窄到最后的闭塞，随后血压下来之后供血上不去就导致了脑部的缺血，最后造成脑梗塞。王先生另一侧的血管也狭窄了，在他血压下降的半侧的供血就下来了，导致出现运动障碍，主要是肢体无力。

动脉闭塞，使血液供不上去，这时不仅会出现运动障碍，还会导致整个大脑的缺血，最后造成脑梗塞。

* 血管堵塞 药物治疗很关键

由于王先生之前得过脑梗塞，虽然得到了及时的治疗，但是却为他的身体埋下了隐患，再加上他出院后并没有好好休息，才导致了这次脑梗塞的复发。为避免今后出现更严重的问题，医生建议他马上住院。尽管王先生脑梗塞的情况不是非常严重，但是，溶栓治疗依然非常必要，因此，医生给他选择了抗栓、扩张血管和激活脑细胞的药物治疗，王先生的病情很快就有了起色。

药物治疗主要是为了防止血管中形成新的血栓,对于已经发生过脑梗塞的人,再次发生脑梗塞的风险比普通人高出10倍,因此药物治疗和改善不良的生活习惯都很必要。

专家提示

血管有问题的患者血小板特别容易聚集,所以要用抗栓治疗,主要目的是防止新的血栓形成。与此同时还要提高脑供血,这时就要用一些改善脑供血的药物。最终的结果是让患者整个供血达到一种平稳、足够的状态。

患者出院后还需继续用药。首先,要用药物控制好血压,还要继续抗栓治疗,并且改善生活习惯、不吸烟等。其次,在平时生活中也要时刻关注自己的身体情况,如果出现手抖、无力、肢体麻木以及眩晕、恶心等症状,很有可能是脑血管出现了问题。

* 夹豆测试揭示脑梗塞风险

如果夹5个豆要花费30秒,就说明存在运动功能障碍,应该及时就医。发生过脑梗塞的患者,通过练习夹豆还可以锻炼协调能力。

* 冷热变化刺激大会诱发脑梗塞

季节交替、寒冬、酷暑都是脑血管病的高发季节,这是因为冷热空气交替刺激会使血管急剧收缩,从而诱发疾病。因此,老年人在冬季要注意保暖,减少冷空气的刺激,在夏季要尽量避免室内外温差过大。

* 清晨血压升高易发生脑梗塞

脑梗塞容易发生在清晨,这是因为清晨血压升高,容易诱发脑梗塞。因此,老年人在清晨除了要多注意血压,还应该在睡醒起床时动作稍慢一些,避免因突然坐起造成脑部缺血诱发脑梗塞。

第二十九章

脑部隐雷排除记

讲解人：武剑
北京清华长庚医院院长助理、神经内科主任、主任医师

* 哪些因素会诱发脑卒中？
* 如何进行脑部恢复训练？

武剑，2013 年 9 月 17 日节目播出，时任首都医科大学宣武医院神经内科副主任、主任医师。

　　脑卒中的突然发生，好像一枚安放在脑中的炸弹，它有导火索，也有诱因。究竟什么是脑卒中的导火索，什么是诱因呢？首都医科大学宣武医院神经内科副主任、主任医师武剑为您讲解。

* 引发脑卒中的因素

　　杜先生是一名出租车司机，一天收工回家已经凌晨 1 点了，他没有马上休息，而是看起了电视剧直到天亮。杜先生突然觉得左侧的胳膊和腿一阵阵地发麻，他赶紧起来活动活动，可是手麻腿麻的感觉依然没有消失，而且左脚在走路时也好像踩在棉花上一样。不仅如此，他的头还有些发晕。家人赶紧带杜先生来到了医院。检查中发现他血液中的同型半胱氨酸指标高出正常值很多。

专家提示

　　引起杜先生脑卒中的原因是工作时间较长，晚上又集中精力看电视剧。过度疲劳引起交感神经兴奋，心率增加，心跳加快，导致脑卒中发生。

同型半胱氨酸是体内的一种氨基酸，在代谢过程中产生，当身体无法将它代谢出去的时候，就会造成它在体内堆积，如果过多，就会对血管和血液中的物质产生病理性破坏作用，从而导致脑卒中的发生。

同型半胱氨酸是脑卒中的独立危险因素。同型半胱氨酸是人体内的一种氨基酸，在蛋氨酸代谢过程中产生。假如蛋氨酸摄入过多，会产生较多的同型半胱氨酸，它增多之后对血管血液中的物质都会产生病理性的破坏作用。在这个过程中，它需要一些物质来决定它最后怎么代谢掉，其中有几个酶特别重要，同时这几个酶又受几个物质的影响，包括维生素 B_{12}、B_1、B_6，还有叶酸，这几个物质如果偏低，同型半胱氨酸就可能高。同型半胱氨酸大部分通过肾脏排泄掉，如果肾功能不全排泄不掉，也可能引起血中同型半胱氨酸增高。

* 同型半胱氨酸指标异常令支架失去作用

张先生一年前曾经出现过锁骨下动脉狭窄，在治疗时，医生选择了植入支架，将堵塞的血管撑开。令他没有想到的是，仅仅过了一年，就在他已经狭窄的位置再次出现了狭窄，并且出现了脑卒中，这意味着他的治疗方法将会更加复杂。张先生自己也很奇怪，这一年他一直都遵医嘱进行治疗，为什么还会再次出现堵塞呢？在寻找病因的过程中，一个指标揭露了秘密，因为这个指标的异常才导致他的血管再次出现狭窄。

专家提示

放支架是为了做好脑卒中的预防。张先生以前锁骨下动脉特别狭窄，甚至出现从大脑里倒血的现象，从脑里倒血到上臂，因此会出现头晕等情况。出现脑供血不足，必须做支架缓解倒血的情况。这时要尽量少吃含蛋氨酸的食物，并补充叶酸和维生素 B_6、B_{12}，让同型半胱氨酸排泄出去。在食物中也可以找到叶酸和维生素 B_6、B_{12}，比如动物的内脏、香蕉等。但是不能天天吃这类食物，要根据个人情况适量食用。有高脂血症、糖尿病的患者不能总是食用脂肪含量多的食物。

* 高血压会破坏血管　诱发脑卒中

高血压不仅会破坏血管内皮，使血管出现动脉硬化，还会影响血小板等物质，促使血栓形成，或导致血管破裂，最终形成脑卒中。

患有高血压的人患脑卒中的风险比普通人高 6 倍以上，如果同时患有高同型半胱氨酸血症，就可以称为 H 型高血压，患有 H 型高血压的人出现脑卒中的风险比患普通高血压的人更高。因此，在治疗时，既要控制血压，又要降低同型半胱氨酸的量。

* 血管要当心甜蜜的诱惑

高血糖会破坏血管的内皮细胞和平滑肌细胞，还会影响血液成分，使血小板功能下降、黏附性增强，当血小板黏附到血管内皮上时就会形成血栓，堵塞血管。

* 久坐不动危害大　伤心伤身更伤脑

由于杜先生是一名出租车司机，每天大部分的时间都要在车上度过，精神高度紧张。且当他收车回家的时候，一般是半夜时分了，他就想歪在床上看看电视。特殊的作息时间使杜先生几乎没有时间去锻炼身体，加上一直以来身体状况良好，也使他忽略了健康的问题。

专家提示

久坐不动会导致能量消耗减少，造成血压、血糖、

想要降低同型半胱氨酸，要及时补充维生素 B6、B12 和叶酸，也就是要多食用水果、蔬菜，还要减少动物内脏、奶酪和肉这些富含蛋氨酸的食物的摄入，这样才能防止同型半胱氨酸高而引起脑卒中。

血脂的升高。此外，久坐不动还容易形成下肢血栓，导致脑卒中发生。

* 房颤会增加脑卒中的发生率

房颤发生时，心房内的血液形成涡流，局部血液就会附着于心房壁，形成小血栓，并逐渐增大。当有血栓脱落时，会随着血液进入大脑，从而出现脑卒中，因此，房颤造成脑卒中的致残率和死亡率更高。

* 小中风是发生脑卒中的危险信号　要及时警惕防突发

短暂的缺血发作，是小中风。如果不重视小的脑卒中，不重视发病信号，很可能预示着之后发生脑卒中，就会出现脑梗塞，严重的甚至有生命危险。

* 肥胖是脑卒中的最后一个危险因素

腰臀比就是用腰围除以臀围，测量腰围时要经过肚脐，测量臀围时要量最宽的部位。男性的腰臀比应该小于0.9，女性的应小于0.8。如果超过这些数值就要当心，很有可能出现向心性肥胖，这将增大患脑卒中的风险。

* 猫步检测平衡能力作用大

走直线可以测试人的平衡功能，如果走路不稳、左摇右晃或是往一侧偏，就有可能是小脑出现了问题，应当及时就医。夹黄豆和走直线的方法都可以作为脑卒中的脑部恢复训练。

第三十章

通过表现辨疾病

讲解人：李存江
首都医科大学宣武医院神经内科主任医师，首都医科大学神经病学研究所副所长，北京神经内科会诊中心主任

* 体温降不下来,看物体模糊,脖子发硬,需要看哪个科?
* 动作变得缓慢和身体发生颤抖是什么疾病的表现?
* 麻木是哪些疾病的症状?

　　脖子发硬，看事物模糊，您还以为是简单的劳累而导致的吗？简单的表现症状却隐匿着疾病背后的阴谋。当您头晕头昏的时候，是不是可以通过睡觉来辨别疾病呢？行走困难，又有糖尿病，又提示着哪些疾病？还有哪些疾病可以通过先兆辨别？首都医科大学宣武医院神经内科主任医师，首都医科大学神经病学研究所副所长，北京神经内科会诊中心主任李存江为您讲解。

* 体温不降、视物模糊、脖子发硬　应去神经内科就诊

　　有些患者讲述自己的病情，头疼，而且跳着疼，是不是因为感冒引起的呢？其实，不仅仅是感冒可以引起头疼，高血压也可以引起头疼，如果发现是血压的问题，应该给予降血压治疗。很多中枢神经系统感染，往往跟发热、感冒头疼的症状是一样的，如果体温没有降下来，甚至看物体模糊，感到脖子发硬，这种情况必须考虑是

不是病毒感染而引起的神经系统感染，如果是这种情况，叫作脑炎或者脑膜炎。

* 打鼾不能被轻易忽视

如果您在血压、心脏全都很正常的前提下，出现头晕、头昏，打不起精神，要询问家人自己在睡觉时是否有打鼾的现象，打鼾的声音有多大以及有没有突然停止、一时间喘不上来气的情况。如果有，最好尽快到医院做睡眠监测检查，您很可能是患上了呼吸睡眠暂停综合征。

我们都有过这种情况：白天头总是昏昏沉沉，打不起精神，特别是睡一宿觉以后早上起来也不行，一早上没有精神。有经验的医生往往就要多问几句话，如你昨天晚上休息得好不好、工作是不是很疲劳、情绪怎么样、睡眠状态怎么样、睡觉的时候打不打鼾、打鼾的时候声音大小怎么样，等等。在打鼾的过程中，有没有突然不打鼾了，也不喘气了，过几十秒钟气又上来了？这种情况叫呼吸睡眠暂停综合征。

这个病可以引起很多临床的表现，甚至可以引起夜间猝死。它会引起心脏、脑血管、血压、血糖等很多问题，一定不能小觑。

* 通过动作辨疾病

很多人到中年以后，突然不爱理人，而且动作没有以前那么灵活了，包括走路也比较缓慢，在床上翻身也比较费劲，系衣服扣子和吃饭用筷子的时候，动作也比较慢。如果出现这种综合性的变化，要高度警惕，若还有点颤，要高度警惕出现帕金森综合征。有这种情况的中老年人，应该及时到医院就诊，特别是有些颤抖的患者，到中老年以后，拿东西走路和待着的时候手都颤，走路的时候身子也颤，应该及时到医院就诊，这属于神经内科的疾病。

神经系统疾病有一种表现，就跟发烧一样。发烧不是病，是症状，好多病都可以引起发烧，好多病都可以引起行走困难。行走困难在神经方面既有中枢神经疾病的表现，也有周围神经疾病的表现。比较有经验的医生会根据走路的姿势来判断是中枢神经还是周围神经出现了疾病。另外，走路的姿势、走路的表现，提示周围神经的损害程度。周围神经损害最主要的一个原因跟糖尿病相关，建议大家应该做几方面的检查：做外周血管的超声，还要做一个肌电图，检查神经的传导是否受影响了。

行走困难并同时伴有糖尿病的患者，最好做一次外周血管的超声和肌电图，检查神经传导是否受到影响。

* 通过感觉来辨别疾病

51 岁的张女士之前身体一直都还不错，可是最近她总觉得手脚发麻，并且过一会儿就没事了，所以也就没加以重视。但最近的感觉越来越强烈，于是她开始怀疑自己患有颈椎或腰椎的疾病，来到骨科一检查发现全都正常。那张女士到底患的是什么病呢？

专家提示

麻木的症状，很多中老年人，特别是老年人，往往都会出现。麻木是很多疾病的一个突出的表现，它并不可怕，可怕的是患者有没有重视它。麻木也是神经内科最常见的症状，面部、上肢、下肢，是一侧，还是两侧？如果患者出现上肢的麻木，就要判断麻木出现的原因是中枢的还是周围的，这是很关键的。

第三十一章

远离脑血管病的独家秘籍

讲解人：李存江

首都医科大学宣武医院神经内科主任医师，首都医科大学神
经病学研究所副所长，北京神经内科会诊中心主任

* 如何控制血压，预防脑卒中？
* 如何预防和治疗动脉粥样硬化？
* 怎样防止宠物带来的病毒感染？

　　心脏是一个泵，泵要出问题，管道能好使吗？脑血管病的根源在哪里？家里有宠物到底是福还是祸，跟脑血管疾病又有怎样的联系？首都医科大学宣武医院神经内科主任医师，首都医科大学神经病学研究所副所长，北京神经内科会诊中心主任李存江为您讲解。

* 控制高血压

　　高血压是脑血管病的第一危险因素，它可以造成脑血管的破裂出血，也可以造成脑血管本身的堵塞，产生缺血，所以临床上叫缺血性脑血管病。最近这些年，脑出血患者的比例在下降，但是缺血性脑血管病的比例在上升。20世纪60年代，日本的脑出血发病率在亚洲排第一位，不到30年的时间，日本民众改变了日常的饮食习惯，脑出血发病率现在大大下降，位于全世界的倒数位置。但是缺血性脑血管病的发病率又上升了。中国也是如此，很多脑血管病患者有高血压史，通过按时、按量服药降

低血压后，就不再按时、按量服药了，不服药后造成了血压的波动，导致脑血管本身发生了病变。

　　高血压患者每周至少量血压 1～2 次，有条件的话，家里备一个血压计。高血压患者，应该不断地坚持监测血压，坚持服药，高血压病需终身治疗。高血压患者，将来都可能要得脑血管病，但是坚持吃药的话，至少有 50% 是不会患脑血管病的。按照国际标准，只要高压不超过 140 毫米汞柱，低压不超过 90 毫米汞柱就可以了。是不是血压降得越低越好呢？其实不然。这是一个客观的分析，假如患者的脑血管存在动脉狭窄，又把血压降得很低，会导致形成血管本身的灌注不足，所以应该在医生的正确指导下，合理地调整血压。

＊避免动脉粥样硬化

　　动脉粥样硬化后，血管里面都会充满斑块。就像水管子里的锈斑一样，假如锈斑不断增大，就造成了血管管腔内狭窄。假如斑块没有固定在管壁上，突然掉下来了，会向前移动，前面的管腔越来越狭窄，就造成了堵塞，所以应该坚持治疗。现在主要采用他汀类药物来控制，首先不让斑块继续增长；其次增加斑块的稳定性，不让它掉下来，保持它不增长又不掉的状态，这样对脑部血管和脑部神经组织来说，影响的范围就小一点。所以，要经常做一些健康体检，查查患者血液的生化方面，同时做胆固醇、甘油三酯、高密度脂蛋白、低密度脂蛋白的检查。

＊控制血糖　避免并发症

　　糖尿病是脑血管病的危险因素之一。有的人没有高

高血压患者每周至少要测量血压 1～2 次，同时还要坚持服药，控制好血压。但需要注意的是，血压也不是越低越好，要在医生的指导下，合理地调整血压，减少脑血管病的发病风险。

动脉粥样硬化是脑血管病的危险因素之一，要坚持做好健康体检，定期检查胆固醇、甘油三酯、高密度脂蛋白、低密度脂蛋白等。对于已经患有动脉粥样硬化的患者，还需要坚持服用他汀类药物进行治疗。

血压，但是血糖有问题，可以出现功能障碍，脑血管本身的供血出现问题。很多糖尿病患者伴随视网膜的病变，出现了脊髓、外周神经和肌肉的损害，甚至类似冠心病的表现，造成植物神经本身的调节功能丧失。糖尿病对神经的影响甚至超过了高血压。因为它是潜移默化的，不同于高血压，如果出现头胀、头晕，血压升高，患者知道多半有高血压存在了。但是，很多糖尿病患者都不知道自己已患有糖尿病。

* 防止宠物带来的病毒感染

十几年来，王女士一直和她的爱犬皮皮相依为命。但这天，王女士带皮皮在小区遛弯的时候，突然感觉到一阵头晕，随后就被邻居们送进了医院，经过检查诊断为脑卒中，而且医生还发现她同时患有动脉炎。这又是怎么回事呢？

专家提示

有人说狗怎么会跟脑血管有关系呢？狗属于犬科动物，犬科动物带有一种病毒，叫钩端螺旋体，感染钩端螺旋体以后，最容易造成动脉炎。20世纪90年代初，一个年轻的学生发病后半身不能活动，医生们给他做了基础检查，甚至包括心脏检查全做了，没有发现心脏结构异常，血管里也没有动脉硬化的表现，所以又做了一些特殊感染的测试，测出来的结果就是钩端螺旋体是阳性，血和脑脊液也都是阳性，说明钩端螺旋体已对神经造成影响了。因为该类感染会造成动脉炎。感染类的动脉炎一共有三大类型，第一是梅毒螺旋体，第二是钩端螺旋体，第三是伯氏疏螺旋体。

如果您家里养了宠物，一定要尽量保持干净卫生，因为家养宠物也是患脑血管病的危险因素之一。

第三十二章

不容忽视的脑卒中前兆

讲解人：李存江
首都医科大学宣武医院神经内科主任医师，首都医科大学神经病学研究所副所长，北京神经内科会诊中心主任

* 画钟表为何能看出有脑卒中的前兆？
* 情绪激动怎么也会诱发脑卒中？
* 脑卒中患者不可相信的小广告有哪些特征？

画个钟表就能看出是否有脑卒中的前兆？动作虽小，意义却大，市场上防治脑卒中的虚假广告，到底有着怎样的特征？如何识别脑卒中的前兆？首都医科大学宣武医院神经内科主任医师，首都医科大学神经病学研究所副所长，北京神经内科会诊中心主任李存江为您讲解。

* 认识功能的下降是脑卒中的前兆

老年朋友们可以在家画钟表，如果指针的方向和位置正确，只不过画得不太好看，说明您的认知功能没有出现问题。脑血管病有一个早期的表现，就是认知功能出现了问题。认知功能问题，除了认知外，计算、记忆和情感都是该系列的问题。

* 短暂的视物模糊、麻木和语言障碍可能是脑卒中的前兆

在日常生活中，如果发现一侧眼睛突然看东西不清

如果您不能完整地画出钟表及要求的时间，说明您的认知功能可能出现了问题。除此之外，计算能力和记忆力下降也是脑血管病的早期表现。

一些一过性的症状都可能是脑卒中的前兆，如果在几秒钟或几分钟内，出现眼睛突然看不清东西，一侧肢体突然感觉麻木，或是突然说不出话，听不懂别人话里的意思，就需要马上到医院检查。

楚，但是几秒钟、几分钟就恢复了；或者一侧肢体突然麻木了，几个小时、几分钟就恢复了；还有突然语言障碍，说不了话，或者是能说话却听不懂别人说话的意思，这都是神经系统出现问题了。而且脑血管病发病有一个共同特点，都具有突然性，突然在短暂的几秒钟、几分钟中出现，可能是持续性的，也可能是短暂性的，这是其发病最主要的表现。肢体麻木无力，一过性就好了，出现这种情况，应赶紧去医院检查。

还有些患者，突然感觉天转地转、不敢睁眼，呕吐，或者看物体在转，或者觉得自身在转，甚至是两个手把在一个位置上不敢动，这也是血管突然出现问题的表现。

* 情绪激动可能会诱发脑卒中

在现实生活中，包括在一些影视作品中，很多人都是在情绪很激动或刚刚发完脾气的时候，突发脑卒中。像这种脑卒中情况主要跟高血压有关系，高血压没有得到很好的控制，加上非常激动，激动使血压骤然上升，造成了血管的破裂出血。当然，出血的原因也有很多，不能一概认为它跟生气有关系，因为还有一些内在的因素。所以我们提出，年龄超过60岁，血压高压超过140毫米汞柱、低压超过90毫米汞柱的患者，一定要很好地控制高血压，这是非常关键的。如果出现了临床症状表现，应该及时到医院，脑血管病需就近治疗、就地治疗，特别是脑出血的患者，千万不要随便来回移动。如果需要的话，一定先要通过急救中心前期的治疗以后，才能搬动，否则不要擅自搬动病人。

很多人在脑卒中后，嘴歪眼斜，这是面神经受累。单纯的面神经受累分两种类型：一种叫中枢性，另一种叫周围性。脑卒中出现以后，嘴歪眼斜往往都是中枢性损害，如果在家里，突然出现嘴歪眼斜了，眼睛闭不上了，也就是说额纹一边浅一边深，这不是脑卒中，而是面神经炎，实际叫面神经麻痹，是由一种病毒感染所造成的。

*脑卒中患者不可相信的小广告有哪些特征

一些刊物上所见到的广告，有些提法是没有科学根据的，如"根治脑卒中，告别偏瘫"、"没有任何的不良反应和副作用"，这是不科学的，任何药物都是有副作用的。我们应该在防病治病方面尊重科学，实事求是，本着健康你自己、健康全家人、健康全社会的原则，不相信小广告，要去正规医院根据医生的判断进行治疗。

判断自己患的是脑卒中还是面神经炎最简单的办法就是眼睛往上看，如果抬头纹两边对称，就可能是脑血管的问题；如果一边抬头纹深，另一边浅，通常就是面神经炎。

第三十三章

算算您离脑卒中有多远

讲解人：董可辉
首都医科大学附属北京天坛医院脑血管病中心二病区主任、
主任医师

* "八项"危险因素如何测算患病风险？
* 血脂异常与脑卒中之间有何联系？
* 如何正确服用阿司匹林？

发病率高、死亡率高、复发率高、致残率高、花费高是脑卒中的特点，如何能够远离脑卒中这个疾病？有没有一些预防的方法呢？首都医科大学附属北京天坛医院脑血管病中心二病区主任、主任医师董可辉将一一告诉您。

* 脑卒中可瞬间夺命，八项简单的自测可以估算患病风险

"脑卒中危险评分卡"一共涉及八项危险因素，适用 40 岁以上人群自测。

第一项，是否有高血压：血压大于或等于 140/90 毫米汞柱。

第二项，血脂情况：血脂情况异常或不知道。

第三项，是否患有糖尿病。

第四项，有没有心房颤动：主要表现的症状就是心跳不规则。

第五项，是否有吸烟的习惯。

第六项，体重超标：有明显超重或肥胖。

第七项，是否缺乏运动。

第八项，是否有脑卒中家族史。

* 脑卒中涵盖缺血和出血两种脑血管病

脑卒中称为急性脑血管病，一个是缺血性脑卒中，另一个是出血性脑卒中。

心房颤动会有血栓脱落，导致缺血性卒中；有些患者可能是大动脉粥样硬化，有斑块脱落引起的卒中；还有一些脑卒中是由高血压导致的小血管的病变。所以，不同致病原因的脑卒中，其复发的风险也不一样。患有脑卒中的这些患者，入院之后，要做好相关的检查，明确病因。不同的病因，用的药物也不一样；或者同样是这种血管的病变，引起的复发风险也不一样。由此，临床医生在选择药物的强度方面也是不一样的。

缺血性脑卒中更多可能是跟高血压相关，对于高血压所导致的颅内出血，通常控制好血压是非常重要的。一般人，血压应该小于140/90毫米汞柱。血栓脱落导致的缺血性脑卒中，首选的抗栓药是法华林，而不是一般的阿司匹林或者氯吡格雷；但如果患者是由血管的问题引起缺血性脑卒中，首选的可以是阿司匹林，如与动脉粥样硬化相关，由于复发风险比较高，临床医生可能会首选氯吡格雷。

* 血脂异常是脑卒中的危险因素之一

血脂异常是脑卒中的危险因素之一，特别是低密度

如果您在"脑卒中危险评分卡"涉及了高血压、糖尿病、心房颤动这三项中的任意一项，就属于脑卒中的中危人群。如果八项中选择了三项或以上，那就属于高危人群了。同样属于脑卒中高危人群的，还包括既往有脑卒中病史和短暂性脑缺血发作病史的患者。

脂蛋白异常，它和脑卒中的发生有着密切的关系。血脂指标通常包括四个指标：①甘油三酯。②总胆固醇。③高密度脂蛋白。④低密度脂蛋白。

* 如何控制血脂

实际上血脂的控制包括两部分：①行为危险因素的控制，包括健康的饮食，适当的运动。②控制低密度脂蛋白的增高。低密度脂蛋白的增高是诱发脑卒中及心脏病的因素之一。因此对于这种低密度脂蛋白增高的患者，要选用他汀类药物。但是如果病因是和动脉粥样硬化相关的时候，此时可能选用的他汀类药物就不是辛伐他汀了，辛伐他汀降低低密度脂蛋白以及稳定斑块的作用相对要弱一些，所以更多选用的是阿托伐他汀或者是瑞舒伐他汀。

* 教您读懂血脂化验单

查看甘油三酯，因为它是参加糖代谢的，特别是糖尿病患者可能同时会伴有甘油三酯偏高，首先要限制肉类以及炒菜时的用油量。甘油三酯参与身体里的糖代谢，所以有糖尿病的朋友，饮食中无论是植物油还是动物油的摄入量都需要控制。

血脂化验单除了要关注甘油三酯，还需要看总胆固醇、高密度脂蛋白和低密度脂蛋白。对于低密度脂蛋白的结果，不要只看参考范围，而是要根据自身情况读数值。比如健康人群，参考值是1.5～3.1毫摩尔每升的范围内；而由于高血压引起脑部小血管病变的人群，指标就应该小于2.6毫摩尔每升。再有就是动脉硬化引起的脑卒中

低密度脂蛋白增高与动脉硬化有直接关系，所以低密度脂蛋白高的朋友，需要服用他汀类药物来治疗。另外，他汀类药物还有一个很重要的作用就是稳定斑块，这样就可以减少斑块脱落而造成脑梗塞的风险。

或者冠心病患者，低密度脂蛋白的目标值就需要控制得更低了，应该在 2.07 毫摩尔每升以下。

* 斑块回声能提示稳定程度

血管B超提示有斑块，超声医生还会报出斑块的性质，如强回声、低回声和混合回声等。如果 B 超显示是一个强回声斑块，通常提示这个斑块相对比较稳定，也就是斑块表面有一个纤维帽罩着，这样血流在通过的时候，不会引起这种斑块脱落到大脑，这种斑块被称为强斑块，或者是稳定斑块。

等回声、低回声和混合回声：通常提示这个斑块是一个不稳定的斑块，对于这类患者，可能就需要加强他汀类药物和抗血小板药物的使用。

* 血管狭窄和斑块是脑卒中两大原因

斑块逐渐增大，导致血管的管腔狭窄，若斑块超过管腔直径的70%，则为重度狭窄，对远端脑组织有一定的影响。还有一种情况，虽然狭窄率并不是很高，可能只有 30%、40% 或者 50%，这是轻中度的狭窄，但是如果是不稳定斑块，可能会破裂，它随着血液流到脑组织的远端，这样也会引起脑梗塞。所以，做血管检查的时候，第一要关注血管的狭窄程度，第二要重视斑块的性质，如果发现是恶性斑块，应该给予强化的药物治疗。

* 阿司匹林的服用不能一刀切

阿司匹林的服用，有有效的一方面，也有一定的风险，比如说长期服用阿司匹林可能会引起消化道出血。在临床上，不是所有 50 岁以上的人都可服用，而 50 岁以下的人就可以不服用。这主要是和脑卒中的危险因素有关，因为临床上还涉及一个弗明翰评分，如果十年的弗明翰评分，即十年的冠心病风险为 6%～10%，此时被称为高危，这类患者需要服用阿司匹林。

＊阿司匹林一级预防　每天服用 81 毫克

作为一级预防，以往没患过脑卒中的中老年朋友，通常每天服用阿司匹林 81 毫克或者是 100 毫克，隔日吃一次即可。但是如果患过脑卒中，在做二级预防的时候，这时候的剂量应该是每天 50 ～ 325 毫克。

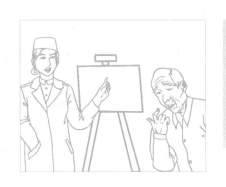

第二部分

脑肿瘤、帕金森病、
老年痴呆、癫痫、失眠

第三十四章

解密人体中枢

讲解人：张力伟
首都医科大学附属北京天坛医院副院长、神经外科主任医师

* 大脑功能知多少?
* 大脑会出现哪些疾病?
* 日常生活有哪些习惯会危害大脑健康?

大脑是人体的中枢器官,是指挥人体行为、思想的"司令部"。所以大脑对于人体健康至关重要。大脑会出现哪些疾病?日常生活中有哪些习惯可能对大脑健康构成威胁?又该怎样来保护大脑?首都医科大学附属北京天坛医院副院长、神经外科主任医师张力伟为您解答。

* 人体中枢组成

中枢神经系统包括脑和脊髓。脑是非常复杂的组织结构,人的情感、意识、肢体活动、平衡,包括看、嗅、闻、听,还有对外界的刺激交流,所有的反应都在大脑司令部集中,然后把这些信息再传递出去,指导人的各个行动。大脑主要分为四个叶,四个叶是通过沟回分开的,处在前方的叫额叶,位于头部脑门;顶叶位于额叶的后面;枕叶即人平躺睡觉时,枕着枕头的地方;颞叶是在顶叶、额叶和枕叶的下面。这四个叶具有不同的功能。

1. 额叶处在最前方,掌管情感与交流
额叶的功能主要是负责情感交流,额叶很发达的人,

大脑半球表面主要分为 4 个叶，其中，额叶处在最前方，主管人的情感与交流；顶叶处在最顶端，主管人的数学与逻辑、计算能力和识别能力；枕叶处在最后面，是人的视觉中枢，负责处理视觉信息；颞叶处在最中间，统管人的听觉和言语信息的处理。它们各司其职，若它们一旦受损，则相应的功能就会出现障碍。

沟通能力一定很好。额叶还有言语功能，如果一个人额叶受到损伤，言语中枢就会受损，可能说话就有问题，医学上称为失语。

2. 顶叶处在最顶端，掌管计算与识别

顶叶的功能是计算和识别，比如用右手指自己的左耳朵，如果完成这个动作有困难，即可能是顶叶出了问题。

3. 枕叶处在最后面，掌管视力感觉

枕叶的主要功能是视觉，人体眼睛采集的信号会传递到大脑枕叶上，如果枕叶出现问题，就会出现偏盲，看东西变窄，或者只能看到一半，视力范围变窄。

4. 颞叶处在最中间，主管语言听力

颞叶是感觉性言语中枢，如果言语听力出现异常，可能是颞叶出现了问题。

＊ 大脑疾病知多少

1. 癫痫

影视剧《乡村爱情》中的角色赵四，只要受到大一点的刺激，或者精神紧张就会浑身抽搐，村民都说这是犯了"羊角风"。这种疾病是大脑的问题吗？

老百姓俗称的"羊角风"实际上是大脑发生了癫痫。癫痫病的发作主要是大脑皮层出现问题。癫痫是脑细胞在神经传导电信号的时候发生了异常，造成大脑一过性的功能障碍。分为原发性和继发性两类。原发性癫痫在影像学上找不到明显的病灶。人体大脑的每个细胞都会产生生物电，当这些生物电出现异常时，就会出现脑的一过性功能障碍，表现为癫痫。继发性癫痫是有病灶的，比如大脑里长了东西，或者患有其他疾病，比如血管病、动脉瘤、脑血管畸形等。

现在治疗癫痫的方法主要是药物治疗和手术治疗。治疗原发性癫痫，首先需在神经内科做个评估，评估是否可以通过药物来帮助治疗，如果药物治疗有效，即可以继续治疗。药物治疗主要起控制作用。因为原发性癫痫是电信号传导方向发生了偏差和出现障碍，产生了异常放电，药物使电信号传导更加顺畅。如果药物治疗没有效果则需考虑外科治疗，手术治疗即通过手术减少大脑异常放电。继发性癫痫的治疗，一般先找出病灶，然后切掉，达到治疗癫痫的目的。

2. 帕金森病

帕金森病已经成为我国中老年人的第三大杀手。据统计，全球现在的患者中有将近一半在中国。我国 65 岁以上的老年人中大约有 1.7% 的人患有帕金森病，每年新发病例约 10 万人，而且发病率有逐年递增的趋势。

脑干分成三个部分，上面叫中脑，下面叫桥脑，再往下是延髓。帕金森病的产生，原因在于中脑中的黑质。由于神经元的破坏，导致黑质释放多巴胺减少就产生了帕金森病。帕金森病的临床表现很典型：①运动障碍，很多患者表现为运动迟缓。②震颤。手好像搓东西，不断地在动，越紧张震颤越明显。③肌肉僵硬。帕金森病患者没有任何表情，面部所有的肌肉都是非常僵硬的，所以又称为面具脸。

预防帕金森病，首先要减少造成脑损害的各种危险因素，保证脑部血液循环通畅，使脑部供血充足，同时要结合手、眼、脑之间的协调锻炼，增加有氧运动。

3. 面肌痉挛病例

今年 23 岁的李先生，最近心情不错，因为他的左眼皮总是时不时地跳几下。一首歌是这么唱的：左眼皮跳跳好事来到，不是要升官就是快要发财了……一想到这个，他心里就美滋滋的。可是几天过去了，好事没来到，反而他的嘴角也跟着跳动起来了。这让他十分地不解，自己到底怎么了？

专家提示

眼皮跳动的原因有很多，可能是由休息不好、劳累造成的。但是也有一种疾病会出现眼皮跳动的情况，即面肌痉挛。发生面肌痉挛的原因有血管源性和非血管源性两种。可以通过检查找到病因，并且可以通过微创手术的方法达到比较不错的治疗效果。

第三十五章

拆除致命"瘤"弹

讲解人：张力伟

首都医科大学附属北京天坛医院副院长、神经外科主任医师

* 脑肿瘤离我们有多远？
* 脑肿瘤有哪些类型？
* 脑肿瘤的症状有哪些？

大脑是人体非常重要的器官，如果在这个部位发生肿瘤，危险程度可想而知。那么脑肿瘤距离我们有多远？脑肿瘤都有哪些不同类型？如果发生脑肿瘤，我们又该如何面对呢？首都医科大学附属北京天坛医院副院长、神经外科主任医师张力伟为您解答。

* 脑肿瘤离我们有多远

很多人认为脑肿瘤离人们的生活很远，但实际上脑肿瘤是越来越近了。因为脑肿瘤的发病原因很多，比如电视、手机、电脑等的发展所带来的辐射问题，都可能给人体大脑带来影响。2005 年美国曾做过调查，发现脑肿瘤的发病率大概是十万分之十四，如果把这个比例放到中国，即每年有 17 万脑肿瘤患者，数目非常惊人。

脑肿瘤的出现会造成颅内的压力增高，而颅内压增高会引发头疼、头晕、喷射式呕吐以及视力下降等症状，所以出现以上症状时需要警惕脑肿瘤。排查是否患有脑肿瘤要做脑部的 CT 和核磁共振检查。

* 脑肿瘤的分类

脑肿瘤一般可以分成原发于脑内的和继发于脑内的这两类。大部分原发于脑组织本身的肿瘤属于恶性的；继发于脑的肿瘤一般在脑组织之外、颅腔以内，是属于良性的。

* 脑肿瘤的症状

脑肿瘤的症状有很多，有一些是特异性的症状，即一看到某个症状就会想到应该是由大脑里长了肿瘤导致的。脑肿瘤还有一些非特异性症状，例如头疼、头晕、恶心、呕吐等。

1. 脑瘤早期症状之一：不明位置的头疼

脑肿瘤的发生，有时会导致颅内的疼痛，它的特点是疼痛不在固定的位置。在生理学上，大脑本身是没有痛觉神经的，即使在大脑上切一刀，它也不会感觉到疼痛。大脑的疼痛是压痛，如果大脑里长了肿瘤，它会对大脑产生压力，从而产生疼痛感，这种疼痛就使人无法感觉出具体的位置。所以询问脑肿瘤患者症状的时候，患者说不清楚头疼的具体位置。但是脑肿瘤头疼有很多性质，比如特别刺激性的头疼，还有一种是钝痛。

2. 脑瘤早期症状之一 ：呕吐多为喷射性

脑肿瘤患者还会出现恶心、呕吐的症状。因为长了肿瘤会增加颅内压力，颅内压力高会压迫中枢，产生呕吐，而且这种呕吐一般是喷射性的。呕吐来得比较凶猛，呈喷射状。

3. 脑肿瘤症状之一：视力下降

还有一部分脑肿瘤患者视力方面会出现变化。即由颅压增高而产生的视力改变。在查眼底的时候，能够发现眼底出现视神经乳头的水肿情况。

头疼、恶心呕吐、视力改变，称为颅内压增高的三主症，也是提醒患者是否发生了脑肿瘤的主要表现。

* 常见的良性肿瘤——垂体瘤

43岁某女性表现为闭经溢乳，一直做妇科检查无果。继而发生头疼、恶心、呕吐等症状，最终诊断为垂体瘤。

专家提示

脑部垂体瘤是发生率很高的良性肿瘤。它会影响激素的分泌。在发育期内，如果患有脑垂体生长激素型腺瘤可能导致巨人症，过了发育期则可能出现肢端肥大、口唇肥厚、颧骨变化、下颌改变等情况。及时发现脑肿瘤并将其切除，就可以有效地控制内分泌调节激素水平的变化，抑制骨骼的不正常生长。

* 脑膜瘤

45岁的某男性，体检时偶然发现脑膜瘤，平时没有任何症状。

专家提示

脑膜瘤是发生在脑组织之外的肿瘤，属于良性，生长比较缓慢，症状十分不明显，10% ~ 15%的患者是偶然发现自身患有脑膜瘤。所以体检时多做个脑部检查也是很必要的。

脑肿瘤的出现，会造成颅内的压力增高，而颅内压增高可以引发头疼、头晕、喷射式呕吐以及视力下降等症状，所以出现以上症状时需要警惕脑肿瘤。

垂体瘤、脑膜瘤、胶质瘤占了全部脑肿瘤发病率的70%。垂体瘤的症状往往表现在代谢上；脑膜瘤症状不明显；而胶质瘤症状多为非特异性的症状，如头痛、呕吐、视力下降。

* 胶质瘤

48岁的某男性，发生头疼、呕吐等症状，发现患有脑部左颞叶胶质细胞瘤。

专家提示

胶质瘤是恶性程度很高的脑肿瘤。因为它是发生在脑组织上的肿瘤，从影像学上看，它的外形看着使人很不舒服，它会导致头痛、呕吐、视力下降等症状，而且出现相关症状后发展比较迅速，10～20天就会发生很大变化。

* 脑肿瘤的治疗

今年57岁的王女士被确诊患有脑膜瘤，家属立即将她送往医院，由于发现得比较及时，肿瘤还处在良性阶段，只需要进行手术将肿瘤全部切除即可，但是即将做手术的她却有点担心术后是否会造成功能性的缺失。

专家提示

王女士的担忧道出了很多患者的心声。做脑外科的手术，最重要的一点是在保证患者功能完好的前提下切除肿瘤。

第三十六章

健康有道 护脑有方

讲解人：张力伟
首都医科大学附属北京天坛医院副院长、神经外科主任医师

* 手机是否是脑健康的杀手？

* 怎样科学护脑？

大脑是人生存和生活的"司令部"。大脑是人体最精细、最重要的构成部分。您对它的了解有多少呢？大脑的健康不光表现在脑血管是否通畅，还体现在代谢是否正常。那么生活中有哪些因素可能损伤大脑呢？我们又该如何保护大脑呢？首都医科大学附属北京天坛医院副院长、神经外科主任医师张力伟为您解答。

* 脑健康的杀手

一、辐射

日常生活中有哪些生活用品会对大脑产生威胁呢？首要的威胁就是手机辐射。

世界卫生组织曾发布一条信息，认为手机可能会和脑肿瘤有直接关系。该如何正确使用手机避免辐射呢？

第一，要控制用手机的时间，用手机讨论问题和事情时，做到尽快沟通，不要煲电话粥。第二，信号接通的瞬间辐射水平达到最高，所以不要将手机放在耳朵边等待接通，而是要等对方接通后再接听。第三，尽量不要在信号强度差或手机快没电的状态下拨打电话，因为

首先要尽量减少通话时间，手机电量低或信号差的时候最好不要接听，还有待机状态和使用耳机接听对脑部同样具有伤害，所以应该尽量使手机远离脑部。

此时辐射也比较强烈。特别是乘地铁、电梯的时候，因为地铁和电梯有非常好的屏蔽信号的作用，会使辐射增强。第四，睡觉的时候不要把开机状态下的手机放在枕边。第五，使用耳机接打电话也是不安全的。有研究发现，耳机也不是最安全的接听电话的方式，耳机跟天线性质类似。

二、外伤

一次张女士乘车外出，开始时车行驶得一直很平稳，她正闭目养神，司机突然一个急刹车，张女士被吓了一跳，继而感觉后脑勺一阵微微的疼痛，可是她没太在意，但是之后这种头痛却开始频繁地发生，这令她非常困惑。

专家提示

急刹车之后头部迅速前倾，这样容易导致大脑挥鞭性损伤。这种伤害可以导致内部出血、脑组织细胞肿胀水肿，从而出现头疼、失眠、休息不好、记忆力下降等情况。如果患者出现此类情况，应及时到医院检查。

＊ 大脑保健

关于大脑的保健，老百姓中流传着一些土办法，比如多吃核桃、打麻将、干梳头、倒立等。这些方法真的有效吗？保护大脑健康，到底该怎么做呢？

大脑所有的营养都是靠血液来供给的，大脑器官的体积非常小，占人体的2%，但是它却消耗了人体20%的氧气。所以要保证脑部的血液循环通畅。干梳头能促进脑部血液循环，对大脑健康很有好处。有人说倒立能促进脑部供血，事实并非如此，倒立会造成大脑利用完的血液回流心脏受阻，导致大脑淤血，因此不建议采用倒立的方法。吃核桃来"以形补形"的方法没有科学依据，可以吃核桃，但不能过量。打麻将健脑实际上是在这个过程中锻炼了脑、眼、手三部分，必须脑、眼、手并用，这样对大脑能起到一定程度的锻炼作用，因此可以多进行一些棋牌类活动。

健脑的方法：保障大脑供血对大脑健康十分有利，可以用淋浴的方法来促进脑部的血液循环，在淋浴的过程中也可以不断地按摩头部，进一步加速血液循环，达到保健大脑的功效。

第三十七章

关注健忘　远离痴呆

讲解人：樊东升

北京大学第三医院神经内科主任、主任医师

樊东升，2010 年 12 月 11 日节目播出，时任北京大学第三医院副院长。.

* 健忘是不是老年痴呆的表现？
* 如何延缓老年痴呆的发生？

很多老年人都说人上了年纪，记忆力就不好，爱忘事。而且年纪越大，睡觉时间越短。经常一大早就能看到很多老年人出门遛弯。您有没有意识到失眠、健忘都可能是大脑出了问题？大脑是人体的中枢器官，是指挥人体行为、思想的"司令部"，对人体健康至关重要。那么老年人身上出现的失眠、健忘是病吗？需要治疗吗？北京大学第三医院神经内科主任、主任医师樊东升为您解答。

* 关注健忘　远离痴呆

一位和蔼可亲的老人今年 68 岁，在最近的六七年间她的生活发生了巨大的变化。应该是从六七年前开始的，最早的症状就是翻箱倒柜。现在只要出门老人的手就被家人紧紧握着，儿女们担心老人找不到回家的路。有一次门没有锁，然后老人自己就走出去了，家里人都不知道，后来一个出租车司机看她一个人，将她送到了派出所。还有一次是去动物园，园内人特别多，眨眼的工夫她就不见了。

专家提示

　　这位老人患的是老年痴呆症，学名阿尔茨海默症。随着年龄的增大老年痴呆的发病率会逐渐地增加。65岁以后，每增加5岁，老年痴呆的发生率就增加一倍。现在的研究显示，85岁以上的老年人中50%有不同程度的老年痴呆的表现。近些年的研究显示，一些血管性因素跟老年痴呆发病的关系越来越密切，包括高血压、糖尿病、高脂血症。还有研究显示中年抽烟的患者，特别是抽烟量比较多的患者，在进入老年以后发生老年痴呆的比例要高于正常人群至少6倍。

* 老年痴呆的症状

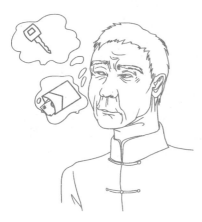

　　老年痴呆的典型症状在早期主要表现为记忆力的减退。老年痴呆导致的记忆力减退的重要特点是患者对自己的症状缺乏自我认识。正常的健忘的老年人，应有意识地为自己准备个记事本，把要做的事记下来，养成备忘的习惯。但如果是患者记忆力已经很不好了，他又不以为然，这样很可能是老年痴呆的早期表现。

　　老年痴呆的晚期症状即理解判断错误。到了中晚期以后，不光是记忆力减退，还会逐渐地出现理解、判断、计算和智能各方面全面性减退。

老年痴呆的典型症状在早期主要表现为记忆力的减退，而且缺乏自我认识。即患者记忆力已经很不好了。到了中晚期以后，逐渐出现理解、判断、计算和智能各方面全面性减退。

* 如何确诊老年痴呆

临床上，可以通过认知功能筛查量表自我筛查老年痴呆。但是要确诊老年痴呆，还需要到医院做脑部 CT 或者核磁共振检查。因为老年痴呆，特别是进入中晚期以后，可以通过影像学检查结果上看到明确的脑萎缩的情况。

* 早期用药可以延缓老年痴呆

吃脑花可以预防老年痴呆吗？老年人的脑萎缩是由于年龄变大而出现的脑组织老化，大脑会出现神经细胞丢失的情况。神经细胞是不可再生的。吃脑花预防老年痴呆的方法是不科学的，因为脑花通过消化道吸收不会补到大脑里去。老年痴呆目前的治疗方式是用药物。虽然没有办法完全治愈，但是早期用药可以保护神经细胞，使神经细胞不会进一步地丢失，这样可以延缓疾病的发展。更重要的是越早诊断、越早进行治疗效果越好。此外，家人的关爱对老年痴呆症的治疗也是非常重要的。家人要和老人多聊天，多回忆以前的事情，加强感情的交流。

预防老年痴呆很重要，要做到勤动脑，勤动手，戒烟，形成良好的生活方式，提高生活质量。

第三十八章

揭秘帕金森病

讲解人：樊东升
北京大学第三医院神经内科主任、主任医师

樊东升，2010 年 12 月 12 日节目播出，时任北京大学第三医院副院长。

* 帕金森病的症状有哪些？

* 震颤就是帕金森病吗？

* 什么原因导致帕金森病？

* 帕金森病如何治疗？

大家可能都发现过，在身边有这样一些老人，他们的表情是冷漠的，双手是颤抖的，双腿又是僵直的。从这些症状，我们基本上可以判断这些老人很有可能患有帕金森病。帕金森病是神经系统的一种常见病，而且随着老龄化社会的到来，这种病的发病率也在不断增加。那么该如何应对帕金森病呢？北京大学第三医院神经内科主任、主任医师樊东升为您解答。

* 帕金森病的症状

帕金森病是一种脑神经疾病，患上帕金森病会出现四大症状：第一是静止性震颤；第二是行动僵直迟缓；第三是面部表情不丰富；第四是会出现姿势反射异常。但并不是所有的颤抖都是帕金森病。比较常见的甲状腺功能亢进的疾病也会出现手抖的情况。另外，特发性震颤是种良性震颤，即仅有手部、头部出现抖动，不伴有行动僵直缓慢，喝少量红酒抖动会暂时消失。震颤还有小脑病变导致的运动性震颤，即只有在做某一动作时才会出现抖动，动作结束，抖动也随之结束。这些都与帕金森病的颤动有着本质的区别。

* 多种震颤需要仔细区分

是不是有了颤抖和震颤都是患了帕金森病呢？这是不一定的。前文所述甲状腺功能亢进的疾病，也会出现手抖的情况，这种手抖是一种比较轻微的震颤，让患者双手举起来，手上放一张白纸，就能看到这张白纸在抖，这个抖的速度是比较快的。不只是手抖，还可能出现头的震颤，但是患者自己感觉不到。在震颤上还要注意动作性的震颤，这种动作性震颤在临床上会采用指鼻实验，即让患者把手伸开，然后指自己的鼻尖。正常人都是没有问题的，可以指得很准。但是如果患有小脑的病变，就会发现患者在越接近鼻子的时候越出现手抖的情况且指不准，而且患者越紧张指得越不准。这类患者在生活中表现为在吃饭的时候，夹了菜送到嘴边，手一抖，菜就撒了。这两种震颤和帕金森病的震颤是完全不一样的，在临床上是可以区别的。

* 帕金森病的成因

帕金森病是怎么产生的呢？帕金森病属于神经系统的退行性改变，跟老年痴呆一样。什么叫退行性改变？它一般跟年龄相关，就是随年龄增长，人体发生的一系列改变，具有一定的遗传易感性，同时受环境因素影响。这三种因素即年龄、环境和遗传易感性共同起作用引发了帕金森病。患者一般是在中老年以后才发病。遗传并

> 震颤的情况是多种多样的，所以不能说一出现抖就一定是帕金森病。特发性震颤是种良性震颤，仅有手部、头部出现抖动，不伴有行动僵直缓慢，喝少量红酒抖动会暂时消失。运动性震颤是因为有小脑病变，只有在做某一动作时才会出现抖动，动作结束，抖动也就结束了，这是与帕金森病的颤动有着根本的区别。

不是直接的父传子，而是在遗传的背景上，有的人容易发病，有的人不容易发病。环境因素包括农药的使用，比如已经明确的一种除草剂——百草枯，是可以引起帕金森病的。锰矿的工人也容易患帕金森病，所以帕金森病跟锰的慢性中毒有关系。在美国还发现一些年轻人出现帕金森病，后来发现这些年轻人有吸食海洛因的经历。

帕金森病形成的主要原因有：年龄、生活的环境、遗传易感性，吸毒以及头部反复外伤也会诱发帕金森。

* 帕金森病的治疗

对帕金森病，药物治疗是首选。帕金森病在临床上还是以内科药物治疗为主。帕金森病有个比较好的治疗方法是左旋多巴的替代疗法。帕金森病的发生主要是因为大脑里特定的区域产生多巴胺的神经细胞出现了不明原因的丢失。既然细胞丢失了，临床上就要给它外援性的补充，左旋多巴就可以补充到体内变成多巴胺，来替代已经丢失的神经细胞发挥作用。如果药物治疗效果不好，也可以选择外科治疗。外科治疗即装脑起搏器，专业名称叫作深部脑刺激。即对运动神经细胞进行电刺激，进而控制帕金森病的症状，特别是对于震颤的症状，控制的效果是比较好的，但是外科治疗价格是非常昂贵的。

第三十九章

走出失眠的困扰

讲解人：樊东升

北京大学第三医院神经内科主任、主任医师

樊东升，2010 年 12 月 13 日节目播出，时任北京大学第三医院副院长。

* 死亡、健康与失眠关系有多密切？

* 失眠的形式、种类有哪些？

* 治疗失眠有哪些误区？

睡眠是人们每天必须做的事。没有好的睡眠，人体就得不到休息，就无法保证一天的正常工作和生活。但是现在很多人却被失眠困扰着，尤其是上了年纪的中老年人，睡眠的时间似乎随着年纪的增长而减少。我们该如何走出失眠，拥有良好的睡眠呢？北京大学第三医院神经内科主任、主任医师樊东升为您解答。

死亡、健康与失眠关系密切

失眠是常见的现象，全世界主要发达国家都做过调查，美国国民失眠的发生率是最高的，将近 60%。我国的失眠发生率跟美国相近。失眠和人的健康密切相关。每天睡眠不足 6 小时，冠心病的发病率就会上升。睡够 7 小时，不管男女，死亡发生率是最低的。所以保证一天 7 个小时左右的睡眠对健康是非常重要的。

* 失眠形式、种类多

什么样的人被认为是失眠人群呢？常见的失眠有几种情况，一种情况是入睡的时间长。入睡时间超过半小时即是睡眠潜伏期长，表现为躺在床上躺了半小时还睡不着觉，是入睡困难。另一种情况是在床上很快就睡着了，但是睡到半夜就醒了，这种情况是睡眠维持困难，也叫睡眠中断。还有一种情况是一晚上都处于睡眠状态，但是噩梦连连，睡眠质量很差，第二天起来后感到精疲力竭。

> 入睡困难，睡眠中断，噩梦连连，白天精力不足，这些都是失眠的表现。

* 失眠的不同分型

失眠有不同的临床分型，如神经心理性失眠、主观性失眠、抑郁性失眠等。在上床睡觉的时候总是担心睡不好，越紧张越容易出现这种情况，即属于神经心理性失眠。神经心理性失眠是需要治疗的。首先要营造一个比较好的睡眠环境，注意放松自己。有的人习惯于躺在床上看电视，或者是躺在床上看书、听音乐，这些都是对于治疗神经心理性失眠不利的因素。卧室就是睡觉的地方，如果要做其他的活动，最好在其他的房间进行。卧室的布置尽可能稍微暗一些，更适合睡眠。在睡前不要做过于剧烈的运动，比如跑步这类运动都会影响睡眠。睡前最好不要看一些情绪比较激动或者煽情的电视节目。在睡前可以喝一些牛奶，牛奶有安神的作用。如果躺在床上 15 ~ 20 分钟仍睡不着，就不要继续躺在床上，这时应该起来到另外一个房间去，拿一本比较乏味的书看，看到困了的时候再上床。这样慢慢形成一个良好的睡眠习惯，从根本上改变睡眠的问题。

抑郁性失眠有个特点就是入睡的时候比较容易，但是睡到一两个小时就醒了，醒了以后再入睡就比较困难。

所以出现这种情况一定要警惕,检查自己是否睡眠不好,是不是伴有抑郁症的倾向。在这种情况下,单纯地治疗失眠,效果一般不好。一定要查出抑郁的原因并和失眠一起治疗,这样才能改善睡眠质量。

* 治疗失眠的误区

1. 数羊能否治疗失眠

数羊是用比较单调、重复的节奏促进睡眠,有一些情况下是容易帮助睡眠的。但是对神经心理性失眠,可能造成越数越睡不着,因为数羊本身带有一定的焦虑紧张情绪,所以数羊不是对所有的失眠者都有效。

2. 喝酒能否治疗失眠

小王是一家公司的业务员,由于工作压力大他总失眠。一次和老友相聚,他喝一点酒竟然晕晕乎乎地睡着了。从此他一睡不着觉就要喝一点酒。

专家提示

喝酒治疗失眠是误区,是不可取的。喝完酒以后,特别是喝的酒量比较大的时候确实使人容易犯困,是有助于入睡的。但是通过饮酒来帮助睡眠最大的问题就是睡眠持续时间不长。所以喝酒以后入睡会比较容易,但是很容易半夜就醒,醒了以后不容易入睡。偶尔喝一次,问题不大。如果一睡眠不好就喝酒,时间长了,失眠没治好反倒引起酒依赖。

第四十章

生命的"首"要健康

讲解人：张俊廷

首都医科大学附属北京天坛医院神经外科中心主任、主任医师

* 引起血压增高和颅内肿瘤的原因是什么？
* 脑瘤压迫血管会导致哪些问题？
* 脑瘤影响人的哪些方面？

血压突然升高的背后，到底潜藏着怎样的致命危机？面对大脑发出的警报，医生如何突破重重难关？首都医科大学附属北京天坛医院神经外科中心主任、主任医师张俊廷和您一同捍卫生命的"首"要健康。

* 血压增高和颅内肿瘤引起的颅压高有关

盛阿姨今年72岁了，她有一个爱好，那就是玩麻将，经常约上几个牌友，一起消遣。一天在她玩得起劲的时候，她的左手突然就不灵活了，几秒钟之后症状消失，她觉得自己是上了年纪，关节偶尔不灵活，应该是正常的，所以也就没有在意。可是没过几天，她的左手又出现了同样的情况。大家建议她测量一下血压，测量结果真是吓了她一跳，血压竟然高达170/100毫米汞柱。盛阿姨简直不敢相信，自己10多年都没有得过病了，为什么血压突然这么高了呢？盛阿姨没有耽搁，第二天就来到了医院，医生给她量了血压，测量的结果竟然高达200/110毫米汞柱，医生给她做进一步的检查。当盛阿

姨拿到检查结果的时候，感觉自己的脑袋就像扣上了大钟一样，嗡嗡作响。她的CT片上显示，脑部有一个鸡蛋大小的阴影，进一步的核磁共振检查显示，那个阴影正是一颗脑瘤。盛阿姨赶紧拿着检查结果来到了神经外科门诊，接诊的张俊廷主任仔细地看了CT片之后，要求她立即住院接受治疗。

专家提示

颅内长肿瘤，会导致颅压高，也会促进血压的增高。因为颅压增高能够反应性调节中枢，这种情况可以造成血压增高。肿瘤长的部位不一样，影响的功能也不一样。

*脑瘤压迫血管　导致功能缺陷

大脑就像地图，各个区域有各自的功能，肿瘤长在颅底区域，离血管很近，压迫血管。颅压增高以后，患者的支配能力下降，一般会误认为是脑供血不足，出现了支配的问题，多数患者都出现过类似情况。

*脑瘤影响语言、肢体和意识

脑瘤会影响人的语言、肢体和意识。如果病变发生在负责说话的地方，患者就不能说话了；如果病变发生在控制肢体动作的地方，患者可能出现四肢瘫痪的问题。除了影响这些功能之外，患者还可能出现意识障碍，若支配呼吸、心跳的区域出问题，都可能出现相应的症状。

*脑瘤种类具有多样性

脑瘤分多种类型，主要有两大类：第一大类是胶质瘤。胶质瘤实际是脑的实质性脑细胞长的瘤子，这种肿瘤原发在颅内。大脑、小脑，甚至脑干、脊髓都会长这种肿瘤。第二大类是脑膜瘤。

脑瘤分为很多种，占比例最大的是胶质瘤，其次是脑膜瘤。衡量脑瘤危险与否，除了要看脑瘤的种类，还要看它所处的位置。

* 人脑很柔软　手术需谨慎

盛阿姨的脑瘤虽然属于良性脑膜瘤，但是脑瘤所处的位置却不容乐观，它位于颅底，紧紧贴着脑干，并且包裹了很多血管和神经，这为手术摘除脑瘤增加了很大的难度。2011 年 8 月 17 日，盛阿姨被推进了手术室。

专家提示

因为患者的肿瘤位置特殊，手术过程中确实存在大血管破裂的可能性，除了缺血之外，还可能有出血的问题。但是医生认为出血是可控的，大血管破裂以后，可以用搭桥通过别的血管把血引过来。在手术过程中，一般是小的破孔、破洞，医生在显微镜下用很细的线把它缝扎，基本不影响血管通畅的程度。脑部手术需要医生动作非常轻柔，因为脑组织就像豆腐一样脆弱，稍微有些挫伤的情况下就会把大脑挫烂，所以尺度的掌握很难。要切巨大的肿瘤，手术就在一两厘米的小间隙中进行，对医生技术的要求是很高的。

* 视力下降可能是脑瘤的症状之一

术后的盛阿姨恢复很快，几天后她就能下地走路，精神状态也不错，而且盛阿姨还有一个惊奇的发现，自己戴了 30 多年的眼镜不合适了。几天之后她怀疑是不是自己手术之后留下了什么后遗症，可是她去医院验光之后发现，眼睛度数从 600 度一下减到了 300 度。盛阿姨心想这到底怎么回事呢？

专家提示

颅内压增高以后，视神经静脉回流血的功能就差了，所以视力必然就要下降，医生把颅压的问题解决了，把脑中的肿瘤拿掉以后，颅压减轻了，视神经的这种静脉回流慢慢地通畅了，视力就会有所好转。

第四十一章

排除脑中的定时炸弹

讲解人：王硕

首都医科大学附属北京天坛医院神经外科副主任、主任医师

> ＊ 哪些原因会引发脑动脉瘤破裂？
>
> ＊ 动脉瘤是肿瘤吗？
>
> ＊ 动脉瘤是怎样形成的？

究竟是何疾病，会瞬间夺去患者生命？病情不断加重、手术困难重重，怎样才能使患者转危为安？怎样排除隐藏在脑部的定时炸弹？首都医科大学附属北京天坛医院神经外科副主任、主任医师王硕为您讲解。

＊脑动脉瘤危害大　情绪激动易破裂

梁先生今年52岁，在一天下午的工作过程中，突发头部剧痛，没过多久便昏迷了。接诊的医生通过梁先生的CT结果发现，他的颅内蛛网膜下腔存在大量出血，脑血管造影结果显示，他颅内出血的部位存在一个颅内动脉瘤，患者需要进行手术治疗。但是医生深知，自己将面对一项难度极高的手术，有两种不幸的结果可能会出现，不论是哪一种都会对患者造成无法挽回的后果。

专家提示

这位患者的诊断结果是患了动脉瘤，动脉瘤是个非常可怕的疾病，就像是藏在颅内的定时炸弹。它最大的风

险是随时可能破裂，因为患者在着急、生气或者情绪激动的时候，就可能导致动脉瘤破裂，如果不把动脉瘤及时处理掉，最大的风险是可能反复破裂出血，可能会在24小时或48小时内再次破裂出血，这时候患者的死亡率会非常高。动脉瘤第一次破裂危及患者生命的概率在20%左右。

颅内动脉瘤是藏在大脑里的"定时炸弹"，一旦破裂会直接威胁生命。

大脑中的血管、神经很多，脑组织非常软，而且非常娇气，在手术中很多器械都是比较硬的，医生在手术中要尽可能避免对脑组织的碰撞。如果出现神经或血管损伤，可能造成患者术后肢体活动不灵活、语言功能出现障碍，或者视力出现问题，会造成永久性的功能损伤。

* 动脉瘤二次破裂死亡率高

就在梁先生住进医院等待接受手术的过程，医生也不断地叮嘱他要时刻注意自身的身体情况，因为脑动脉瘤破裂后在没有进行彻底医治的这个时间内，随时可能发生第二次破裂，那个时候对梁先生来讲将会步入更加危险的境地，这下使其家人原本悬着的心更加紧张起来。

专家提示

动脉瘤第一次破裂死亡率在20%左右，第二次破裂死亡率在50%左右，第三次破裂死亡率高达99%。所以如果动脉瘤反复破裂出血，患者的死亡率会非常高。

如果是手上割破出现伤口，一会儿血就止住了，但是有可能在外因的情况下，破口处粘住的血痂掉了，就可能发生再次出血。颅内动脉瘤也一样，患者在着急、生气、血压波动的情况下，就有可能再次破裂出血。所以像这类患者，医生建议其尽可能多卧床休息，不要活动，甚至在搬运患者时都要受限制，一定要慢慢搬运；必要的时候还要给患者用镇静、镇痛类的药物，防止患者因疼痛产生焦虑，诱发动脉瘤再次破裂；甚至有时要给患者一些通便的药物，防止排便时过度用力造成动脉瘤再次破裂。

*动脉瘤不同于一般意义上的肿瘤

2009 年 12 月 14 日中午 12 点，梁先生被推进了手术室，医生发现他的颅压不断升高，血压也有所升高，情况十分危急。经过仔细研究，医生决定通过腰椎穿刺引流释放脑脊液以降低颅压，然后采取开颅手术，清除梁先生颅内的出血，与此同时还要把破裂的脑动脉血管瘤进行夹闭，从而在源头上把血止住，避免再次出血。

专家提示

动脉瘤是长在了动脉上，长了动脉瘤的动脉称为母血管或者叫载瘤动脉。这样的动脉有些地方比较薄弱，在长期的血压冲击下，这些薄弱的地方就会被血冲得突出来，像吹气球一样，薄弱的地方会越吹越大，就会出现个小包，吹到一定程度，或者是在有些诱因的作用下，比如着急、生气、剧烈运动、酗酒、吸烟，都可能出现动脉瘤破裂的情况。

颅内动脉瘤长到一定体积的时候，才可能压迫神经，产生相应的症状，比如语言不利、肢体活动出现障碍、视力缺损等。若动脉瘤很小，小于 1 厘米的时候，一般不产生明显的压迫症状；特别大的动脉瘤，比如长到 2.5 厘米以上，或者大到三四厘米的动脉瘤，可能出现相应的压迫症状。

绝大部分的颅内动脉瘤都很小，因此不会有明显的压迫症状。

179

* 脑血管痉挛

2009 年 12 月 15 日，梁先生术后第二天微微睁开双眼，重获新生。这时候，医生叮嘱梁先生和他的家人，要让患者保持平静的心情，不能过于激动。另外，虽然手术进行得很顺利，但是另一个考验即将降临到梁先生的身上。

专家提示

手术虽然已经顺利完成，但是动脉瘤患者在术后还面临第二个风险——脑血管痉挛。因为一旦脑血管破裂，人会启动自我保护机制，会使血管马上收缩，破口收缩到最小，让血管凝血物质把破口堵住，这是人的正常反应。同样，动脉瘤在急性破裂的时候，也有这样的反应。但是在手术后，动脉瘤手术患者还会有第二次血管疾病，医生称为迟发性的脑血管疾病。虽然这是医生不希望看到的，但这也是人的一种自然反应。在手术中，医生会尽可能把脑中的血块清除出去，因为血块崩解以后会产生一些收缩血管的物质，使原来比较粗的血管收缩变成一半或者更小，大脑的血流量就会下降。人的脑细胞需要大量的血流来供应，这样脑细胞才能存活，如果脑血管收缩得非常小，血过不去了，脑细胞可能就要受损，严重的时候细胞就会坏死，也就是常说的脑梗塞。所以脑动脉瘤患者术后最主要的任务是防治脑血管痉挛。

* 动脉瘤是怎样形成的

一般动脉瘤分成几大类，有一部分是先天性的，还有一部分是后天形成的，如糖尿病、高血压这些基础病影响着血管，造成动脉硬化，给动脉瘤的产生创造了机会，随着血压升高，血液长期冲撞血管壁，就可能产生动脉瘤。

还有一类原因是感染，即一些炎症也可能造成动脉壁的损伤。除此之外还有外伤，由于车祸或者坠落伤害造成动脉壁的损伤，同样会产生动脉瘤。

先天因素、动脉硬化、感染、外伤都会导致颅内动脉瘤。

*核磁共振血管成像能提前发现脑动脉瘤

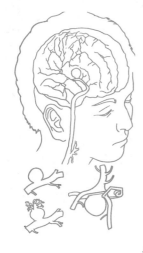

要想早期发现动脉瘤，可以在体检时进行核磁共振血管成像检查（MRI）。血管成像是把血管描述出来，这种检查是无创的，对患者基本没有损伤，但是并不能达到百分之百明确的诊断。体检的时候做MRI检查，对动脉瘤有一定的遗传倾向、有家族性表现的人，或者是经常头疼的一部分人，或者动脉硬化、严重高血压、糖尿病患者是非常有必要的。这些人都应该多关注脑血管，如果能提前检查到动脉瘤，在破裂前进行处理，预后与晚期发现是截然不同的。

有家族遗传倾向，经常头疼，有严重的动脉硬化、高血压、糖尿病的这类人应该关注脑血管，提前进行核磁共振血管成像检查，有助于早期发现脑动脉瘤。

第四十二章

致命的颤抖

讲解人：李勇杰、张宇清
李勇杰　首都医科大学宣武医院功能神经外科主任、主任医师
张宇清　首都医科大学宣武医院功能神经外科主任医师

* 帕金森病是什么疾病，它是怎么发生的？

* 帕金森病的常见表现是什么？

* 帕金森病离我们有多远，发病率是多少？

帕金森病是老年人中常发的一种疾病。首都医科大学宣武医院功能神经外科主任、主任医师李勇杰，主任医师张宇清为您解答如何远离帕金森病的危害。

* 帕金森病是怎么发生的

在大脑的中间，黄豆粒那么大地方的细胞产生一种化学物质，叫多巴胺。多巴胺少了，对运动功能调节就不好了，使人的情绪也差了。只要这个地方的细胞凋亡，有百分之七八十以上的细胞坏死，就开始出现帕金森病的症状了。

* 帕金森病的常见症状

丁女士今年 66 岁，有一天她的左手突然出现轻微抖动，她并没有把左手轻微抖动的症状放在心上。然而，渐渐地她发现，自己抖动得越来越频繁，之前一天抖动

一两回，现在一天得抖动十来回。一个月后，她像往常一样为家人准备晚饭，但是，令她不可思议的情况发生了。在擀饺子皮时，她的手不停地抖，饺子皮都捏不上。从这以后，她的手就开始抖个不停，就连像拿水杯、刷牙这样基本的动作都变得很吃力，到了医院一诊断，结果是帕金森病。

专家提示

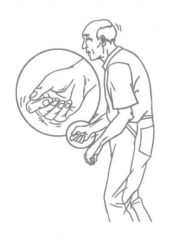

丁女士的发病先从手抖开始，也有患者从腿开始，到后期就出现四肢抖动。还有肢体僵硬，在床上翻不了身，起不了床。因为每次起床总要翻一下身子，无法直挺挺起来，所以就导致患者不能自理。有的患者手会变形，因为手长期处在肌张力很高的情况下，慢慢就变形了。膝盖伸不直，走路的时候蜷着腿，小碎步往前冲，弓着腰，驼背，面无表情，都是帕金森病比较典型的症状。

帕金森病的常见症状可以归纳为三点：四肢颤抖、躯体强直、面无表情（面具脸）。

* 帕金森病发病率

帕金森病是一种神经系统的慢性疾病，是一种老年性疾病。患病率在65岁以上的人群里，达到1.7%，也就是100个人有1.7个患有帕金森病；55岁以上，100个人里就有1个。全部人群，从老到少，差不多发病率为1‰。年龄越大越容易患有帕金森病。

* 帕金森病的治疗

1. 药物治疗

药物治疗是通过补充多巴胺，缓解帕金森病的症状。

2. 手术治疗

帕金森病的手术治疗是利用脑起搏器，刺激大脑核团。脑起搏器是钛合金的，起搏器直接放入大脑中的核团上，头顶上钻个洞之后把电极放到大脑里。脑起搏器的尖端有四个触点，这四个触点是真正放到大脑里面的神经核团，医生称为手术的靶点，通过电池与它连接起来，然后发放一定的电冲动，用电刺激它。医生设定好一定的脉宽、频率、电压之后，它就可以 24 小时持续地刺激，作用在脑细胞的核团里面。

脑起搏器是一套精致小巧的微电子装置，医生将电极植入脑内特定的神经中，可以抑制因多巴胺减少而过度兴奋的神经，降低神经兴奋的程度，从而可以减轻帕金森病患者的症状。

* 帕金森病的病因：环境因素和遗传

对于帕金森病的病因，医学界到目前为止一直没有确切的说法，但是有很多理论上的推测，有的人怀疑与脑炎、中毒，还有环境上的因素有关，比如在农村生活中，接触杀虫剂、除草剂等。但目前还没有任何一种理论能得到广泛的认同。遗传是其中的一个因素，但是国际上统计遗传因素所占的比例为 5% ～ 10%，不是很高，在门诊见到的绝大多数患者还是散发性的帕金森病。

帕金森病患者早期的治疗方法是药物治疗，在药物不能起到治疗作用的时候，可以选择安装脑起搏器的方法进行治疗，同时还要服用分泌多巴胺的药物。

帕金森病是一种老年退行性病变，患病原因目前还不明确，环境因素和遗传因素只占很小的部分。

第四十三章

"糊涂病"要明白治

讲解人：冯涛、张玉梅

冯　涛　首都医科大学附属北京天坛医院神经内科中心神经
　　　　变性病科主任、主任医师

张玉梅　首都医科大学附属北京天坛医院神经内科中心主任
　　　　医师

* 健忘、记忆力下降为何让老人深陷危机?

* 如何预知患老年痴呆的风险?

* 是什么偷走了老人的记忆力?

* 什么样的饮食和锻炼能够让您的大脑充满活力?

对于老年人来讲，健忘是很常见的一件事，但是健忘有时候还会危及生命，它也可能是一些疾病的信号。而且一旦老人出现老年痴呆，会严重影响生活质量。那怎样才能让大脑永葆活力呢?首都医科大学附属北京天坛医院神经内科中心神经变性病科主任、主任医师冯涛，神经内科中心主任医师张玉梅为您解答。

* 健忘很常见　总犯要警惕

老年人经常健忘，到底是正常的老化过程，还是病理的过程呢?这需要进一步地去分析它。这种情况应分正常人群和痴呆人群，中间还有一部分属轻度认知障碍。健忘现象本身，到底是属于轻度认知障碍，还是一般老化，抑或是痴呆现象的一个初期呢?需要进行一些检查才能知道，患者到底属于哪一类型。

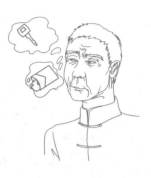

一般健忘的人，虽然健忘，但是提醒他以后，他很快会回忆起来。老年痴呆患者，提醒他之后，他还回忆不起来，这是个差异。另外，健忘的人，可能几个月、几年以后，健忘的情况变化不大，没有什么发展，没有恶化。老年痴呆患者其健忘可能会进一步加重。

＊老年痴呆最终可能因感染而致死

有时候患者经常会问医生一个问题：老年痴呆发展下去会怎样？老年痴呆发展下去后果是比较严重的，智能丧失，人的生活质量肯定极度降低，需要他人照顾，比如进食、穿衣、上厕所等都需要人照顾。有的患者到晚期要卧床，有时候误咽误吸，甚至肺部感染，最终因此而丧命。

很多老年人都会有健忘的情况，但经过提醒可以想起来。如果提醒后仍然想不起来，这就可能是老年痴呆的信号了。据调查，全球每 4 秒钟就会产生 1 个老年痴呆患者，80～90 岁的人群中，每 4 个人里就会有 1 个老年痴呆患者。如果任其发展，患者几年内便可导致智能丧失，生活不能自理，甚至最终由于长期卧床死于感染等。

＊老年痴呆的表现

老年痴呆的症状可以用四个"不"来概括：记不得事，算不清数，认不得路，说不清话。

有的患者的症状已经比较严重了，在家里出现意外情况，包括出现异常行为了，这类情况的报道也不少，如有的老人喜欢捡东西。这些一般被误诊为老年精神行为异常，甚至老年精神病，实际上很可能是老年痴呆到中晚期的表现。

* 老年痴呆的自我测试

测试一：1分钟内说出10种水果（联想能力）。

测试二：昨天的明天和明天的昨天是同一天吗（逻辑思维能力）。

测试三：请将数字反着背出来（如74839，看一遍后倒背）。

* 短期记忆丧失是老年痴呆的典型表现之一

人的大脑像计算机硬盘，大脑中负责储存短期记忆的部分就是海马体。比如刚记住的人名和电话号码，如果短时间内重复使用，海马体就会把这些信息转存到大脑皮层，成为永久记忆；但如果这些信息长时间不使用，就会被海马体自行删除。这也是老年痴呆患者会对最近发生的事总是记不住，而对以前发生的事却记忆犹新的原因。

* 导致老年痴呆的几种因素

老年痴呆的主要因素有年龄因素以及脑变性因素，像帕金森病等引起的痴呆，还有脑血管病以及高血压、糖尿病、高血脂也会造成老年痴呆，除此之外还有遗传因素，甲状腺功能低下以及一氧化碳中毒等因素。

*地中海饮食结构　预防老年痴呆

饮食预防痴呆，不能绝对地认为某一种饮食对痴呆预防或者有不好的作用。一般建议采取地中海饮食结构。一类是蔬菜、豆类、坚果；另一类是不精致的谷物，比如糙米、杂粮之类的东西。这些食品对痴呆有预防作用。

可以预防老年痴呆的饮食主要包括蔬菜、豆类、坚果、杂粮以及深海鱼类，适量地喝红酒可以对血管起到软化的作用，但是高度的白酒等对脑细胞是有损伤的，长期饮用高度酒不仅起不到预防作用，甚至可以直接导致脑细胞功能下降。除此之外还需多运动。

第四十四章

告别无休的颤抖

讲解人：冯涛、张建国

冯　涛　首都医科大学附属北京天坛医院神经内科中心神经
　　　　变性病科主任、主任医师

张建国　首都医科大学附属北京天坛医院神经外科中心副主
　　　　任、功能神经外科主任、主任医师

* 便秘、失眠、嗅觉下降为什么会跟帕金森病有关？

* 帕金森病患者的三种常见症状是什么？

* 帕金森病如何自我检测？

如果有经常便秘、失眠、嗅觉下降等问题，必须要警惕。首都医科大学附属北京天坛医院神经内科中心神经变性病科主任、主任医师冯涛与神经外科中心副主任、功能神经外科主任、主任医师张建国带您走出帕金森病的困扰。

* 帕金森病的发病率

两年前刘女士发现自己的手不停地颤抖。开始以为是劳累所致，结果手抖的情况此后没停止过。后来发展到身体前倾，行动都很迟缓。来到医院后，冯医生让她做了几个动作后，判断刘女士患上了帕金森病。

专家提示

帕金森病的发病率跟年龄有关系。国际上统计，60 岁以上人群中，大概 1% 的人有可能患有帕金森病。如果到了80 岁以上，可能到 4%。在中国人中，65 岁以上人群中，男性的患病率是 1.7%，女性的是 1.6%，即相当于 1000 个男性中有 17 个人，1000 个女性中有 16 个人患帕金森病。帕金森病主要高发人群为老年人，60 岁以上的发病率为 1%。

* 帕金森病是由大脑中多巴胺减少引起的

大脑中的黑质是调节运动的重要的神经组织部分，是中脑中最大的细胞核团。黑质发出信号传到纹状体，纹状体也是调节神经运动的重要部位。如何调节呢？它是通过多巴胺神经递质来传播信号，这种黑质是产生多巴胺递质的组织和细胞，通过产生信号调整神经。但是一旦细胞损坏之后，比如细胞退变坏死以后，产生多巴胺的数量就不足了，分泌的方式也会变化。这样就无法充分地传递信号了，造成运动调节障碍，产生帕金森病的症状。

* 帕金森病的常见症状表现

帕金森病患者经典的表现还是运动的障碍。第一个是震颤，出现手抖、腿抖的情况。第二个其实是更核心的表现，即运动的减少和迟缓，比如表情减少、眨眼动作减少、走的时候不摆臂。一部分患者没有震颤，但是动作慢，肢体有僵硬、强直的症状，这类强直性的患者占少部分。还有些患者走路姿态异常，身体前倾，起步困难、步子比较小，脚离不开地，这类姿势步态异常的患者也是并不太少见的。到中晚期患者保持平衡比较困难，经常需要他人搀扶，甚至需要坐轮椅行走，这类症状表现多种多样，但是经典表现为震颤、运动迟缓、肌肉强直、姿势步态异常这四种。

* 帕金森病的自我检测——翻手腕

手平伸，手心向下，然后手再翻过来，重复做这个动作，并且尽可能快地做动作。比较两方面：一方面，做动作的过程中有没有出现越做越慢的现象；另一方面，有没有出现一只手比另一只手动作更慢的现象。

静止性震颤是帕金森病最典型的表现，即在放松的状态下，仍然不停颤抖，此时需高度警惕了。如果在做某个姿势时，出现颤抖，则被称为姿势性震颤。所以不是手抖就一定是帕金森病。

* 帕金森病的治疗——脑起搏器

脑起搏器手术在医学上被叫作脑深部电刺激手术，这种方法和心脏起搏器的方法类似，即通过微创的方法把电极植入到大脑内，然后通过导线再连接刺激器。刺激器埋在胸部的皮下位置，通过它来放电，刺激大脑的特定区域，通过调节该部位的电生理信号，改善患者的症状。

* 脑起搏器的适应人群

脑起搏器主要适合中期以上的帕金森病患者，患者的运动障碍程度比较明显，震颤、肌肉强直、运动迟缓严重影响生活。药物治疗在早期效果比较好，但是中晚期的时候，反复地调整药物，药物种类也比较多，剂量也比较大，每天吃四五次药，还是在很多情况下动不了或者僵硬、颤得很明显，不能充分地改善症状，这时候就应该尽快考虑手术。

帕金森病常表现为震颤，运动迟缓，身体强直，面无表情。

第四十五章

消失在食物中的"癫"波

讲解人：王玉平、李缨

王玉平　首都医科大学宣武医院临床神经电生理室主任、神
　　　　经科副主任、儿科副主任、主任医师

李　缨　首都医科大学宣武医院营养科主任、副主任医师

* 癫痫发病的秘密在哪里？

* 奇特的饮食结构如何控制病情？

　　有一种疾病严重影响患者的身心健康，它发病时浑身抽动，严重者甚至会致命，而很多患者因为治疗不当，长期受着疾病的煎熬。一种奇特的饮食结构，竟然让这类患者回归平静的生活。癫痫发病有着怎样的秘密？首都医科大学宣武医院临床神经电生理室主任、神经科副主任、儿科副主任、主任医师王玉平教授与营养科主任、副主任医师李缨一起共同为您揭开癫痫的谜团。

* 癫痫病用药只能控制住 70% 的发作

　　抗癫痫药物全面、正规的应用，能够控制住 70% 患者的发作，还有30%的患者单用药物是不足以控制发作的。在这些患者中，如果是局灶型，由大脑的一个部位引起的癫痫发作，可以把这个部位找到，定位出来，手术切掉也可以治好。

* 胼胝体切除术可控制癫痫发作

病灶是弧形的，是神经纤维，从一侧大脑到另一侧去，两侧交互联系的纤维从中间经过。胼胝体切除术，对称"脑裂术"，像切电缆束一样把一侧切断，防止这侧活动和另一侧活动互相影响，可使癫痫病情得到缓解，这时发作得到一定控制，甚至可以控制住发作，不让两边同时兴奋。

* 治疗癫痫的神奇饥饿疗法——生酮饮食

在治疗癫痫的过程中，药物治疗对于30%的癫痫患者是无效的。而对于药物和手术治疗手段都无效的患者，医生会建议采用生酮饮食疗法。人们最先发现控制饮食能减少癫痫发作，是从饥饿疗法开始的。但是经过进一步的研究发现，治疗癫痫并不是什么都不吃，而是要采用高脂肪、低碳水化合物的饮食疗法，于是就有了生酮饮食疗法。生酮饮食疗法通常是使饮食中脂肪与蛋白质加上碳水化合物的比例达到4∶1，这时人体内酮体水平明显升高，从而达到控制癫痫发作的目的。

医学研究发现，癫痫的人在饥饿时疾病就不发作，处于饥饿状态的人需要的能量主要是靠体内储存的脂肪来代谢，生酮饮食靠的就是大量的脂肪。如果脂肪代谢量很大，碳水化合物又很少的情况下，人体就会产生大量的酮体。正常脑细胞需要血糖维持能量，如果它从酮体中供给能量，供能结构发生改变，可以控制癫痫发作。生酮饮食首先根据患者的身高、体重、发育状况，确定每天需要的能量，日常生活中人们的主食就是大量的碳水化合物，但采取生酮饮食治疗的患者是不能食用主食生酮饮食是由高脂肪、低碳水化合物和适量的蛋白质构成的。通过生酮饮食疗法治疗的癫痫患者要从最开始的一份脂肪、一份碳水化合物加蛋白质，经过一年半的时间，慢慢提升到四份脂肪、一份碳水化合物加蛋白质；病情控制得好的患者，可再经过半年，慢慢恢复最初的配比，从而使病情稳定。

的，肉、鸡蛋、豆制品可以食用，但也有量的限制，保证供给足够的蛋白质。鸡蛋、肉、豆制品也含脂肪，其他不足的脂肪全部都用烹调油来补充。

脂肪的量和碳水化合物加上蛋白质的量，总和之比是1∶1。一般习惯逐渐提高脂肪的比例，脂肪占到2份，碳水化合物和蛋白质占1份，然后是3∶1，最后达到4∶1。

*生酮饮食疗法是否适合所有癫痫病患者

代谢过程中任何一个酶有问题都不能进行脂肪代谢，这样的患者不能采用生酮饮食。有些癫痫患者的疾病是跟神经系统疾病、遗传代谢疾病有关系的，他们是不能用生酮饮食疗法的。长期高血糖对血脂是有影响的，有家族性顽固高脂血症的患者也不建议采用生酮饮食。还有最严重的并发症是肾结石，虽然发生率很小，但确实有。采用生酮饮食最常见的、非常快速的不良反应是低血糖，因为糖的来源很少，在身体不能适应酮体大量存在的情况下，就会出现低血糖。几乎每个参与生酮饮食疗法的人都发生过，所以治疗过程中对血糖的监测是非常频繁的。

* 癫痫病的原因探索

1. 大脑缺血缺氧

缺血缺氧性脑病对大脑造成的损害非常严重，这种情况在孩子长大以后，很容易出现癫痫的发作。所有癫痫发作都是脑部功能异常的表现。

2. 大脑器质病变

大脑的肿瘤、大脑的变性病，或者退行性疾病（像老年痴呆、帕金森病、多系统萎缩）、脑血管病（如一般脑血栓、脑出血）容易导致癫痫发作，脑炎也是常见的原因，大脑里的感染等都可能引起癫痫。

3. 外伤

大脑受伤害以后，可以即刻表现出异常的癫痫发作，但更多情况下经过半年至一年时间的潜伏期以后，逐渐出现发作的症状。发作时从脑电图上很容易看出异常，而且能分出不同类型，没发作时大脑异常活动也存在，没有引起症状，有异常活动特征，脑电图是能表现出来的。癫痫发作时很有可能会导致孩子的意外伤害。因此，如果发现有以上症状，一定要及时治疗。癫痫的遗传概率仅为5%，但是由于新生儿脑病是导致癫痫最主要的原因，因此孕妇在怀孕期间要尽量避免被放射线照射和患感染性的疾病。在生产前，也要与医生制定好方案，以免生产时婴儿出现脑部缺氧的情况，从而导致癫痫的发生。

第四十六章

白天不懂夜的黑

讲解人：詹淑琴

首都医科大学宣武医院神经内科主任医师

* 睡眠时间与脑卒中之间有何关联？
* 夜间睡不好，白天犯困是不是病？
* 早醒为何与抑郁症有关？

中国 13 亿人口中，就有 5 亿人存在睡眠障碍。睡眠不好说起来是小事，但是对身体健康的影响是非常大的。首都医科大学宣武医院神经内科主任医师詹淑琴将告诉大家失眠的危害。

* 睡眠少于 6 小时　易发生脑卒中

2013 年美国的睡眠联会有个报道，把睡眠 6 个小时以上和 6 个小时以下的人群做了一个比较。结果发现，睡眠不足 6 个小时的人发生脑卒中的比例比睡眠正常的人的比例要高 4 倍以上。所以，尽量不要去剥夺自己的睡眠时间。

* 夜间睡不好　白天犯困也是病

夜间睡觉不好的人，白天会犯困；睡眠打鼾的人，长期因为打鼾憋气，导致夜间的深睡眠连续性中断。所以深睡眠不足，第二天就要加倍地来补偿，这种补偿的结果就是在工作的时候会困。睡眠不好的人通过睡眠多导图检查，如果有问题应及时地处理。现在采用呼吸机

睡眠不好的人，最好到医院做个睡眠多导图检查，诊断清楚病情，必要时可以通过手术治愈疾病。

的手术方法，睡眠不好是可以治愈的。

* 早醒是抑郁症的早期表现

一般在医学上有抑郁症状态的人醒得比较早。比如持续时间超过三个月，或者超过一定时间，则要高度怀疑有没有抑郁症的可能性。一般人六七点醒来没问题，但是有的人三四点或四五点醒来，醒来的时间比平时睡的时间要早一到两个小时。

* 不同年龄段对睡眠时间的需求

小孩满月以后，到 1 岁以内，睡眠时间在逐渐减少，但是基本上保持在 14 ～ 18 个小时，1 岁以后到 3 岁也保持在 12 ～ 15 个小时。到成年以后，青少年一般是在 9 ～ 10 个小时；20 ～ 60 岁的时候平均在 7 ～ 9 个小时；大于 60 岁的年龄段，睡眠需求会减少，6 个小时就可以；孕妇睡眠时间平均 8 个小时。所以不同的年龄、不同的生理周期，对睡眠的需求是不一样的。

* 睡眠与常见慢性病之间的关系

在神经科最多见的是脑血管病，半数以上的人都有睡眠的问题，这些脑血管病患者会有一些基础的疾病，比如老年人的高血压、糖尿病、心脏病等。如果长期睡眠不好，会诱发这些疾病，还会让这些慢性病不容易控制。

睡眠不好的人，会比睡眠好的人更容易感冒，严重的会患一些免疫性的疾病，包括肿瘤以及自身免疫性的疾病。

诊断失眠的标准：第一是入睡困难。第二是睡眠中醒得多或者醒得早。失眠的人一般每天睡不到 6 小时，醒后有困倦、疲劳、注意力不集中、记忆力减退、易怒、脾气大等症状。

* 睡觉打鼾需不需要治疗

睡眠打鼾应该是中年以上男性常见的睡眠问题，可以做睡眠多导图来做确定诊断，并确定是否需要治疗。因为长期睡觉打呼噜，而且特别严重，且出现睡眠呼吸暂停的患者，这些会增加高血压、高血糖、脑卒中的危险。所以患者要注意自身的情况并且要积极治疗。睡眠多导图的功能很多，有些疾病平时看不出问题，做睡眠多导图就会发现睡眠中腿有抽筋的现象，叫作睡眠周期性腿动。有不安腿综合征、慢性的失眠、长期慢性失眠的患者也需要做睡眠多导图。

* 如何改善失眠问题

第一，要养成好的睡眠习惯。若经常熬夜熬到 5 点，第二天睡到 12 点，这种睡眠习惯就不太好了，应该规定晚上睡觉时间不能超过 24 点，早晨不管前一天睡多晚，早晨七八点必须起床。需要规定时间，养成良好的睡眠习惯。

第二，对于有睡眠困难的人，可以采用一些方法，这种方法首选就是放松，可以是主动放松，也可以是被动放松。泡脚、按摩、练气功、练太极或者瑜伽都能实现放松。

第三，采用睡眠限制法，即在不困的时候不上床，只有困倦的时候才躺在床上。

第四，有些人困了在床上躺着，但是躺了以后又睡不着，20 分钟、30 分钟过去了还睡不着，这个时候不要继续待在床上，应该起来到隔壁屋子再放松一下，做点别的事。然后等感到困倦了，再回到床上，继续睡觉。所以这些行为治疗的方法对有入睡困难的患者是很有效的。

睡眠有问题的朋友，首先养成良好的睡眠习惯；其次睡前尽量放松自己；再次减少赖在床上的时间，有困意再上床；最后如果睡不着，最好到另一个房间待一会儿。

第四十七章

盗梦空间

讲解人：詹淑琴
首都医科大学宣武医院神经内科主任医师

* 失眠人群有什么特点？

* 如何找出失眠的原因？

* 导致失眠的药物有哪些？

据调查，老年人中有睡眠问题的占到80%左右。一般我们是从多大的年纪开始出现睡眠障碍的？怎样克服睡眠障碍的问题？首都医科大学宣武医院神经内科主任医师詹淑琴将告诉大家。

* 失眠人群有什么特点

（1）老年人。

（2）"白骨精"——白领多，骨干多，精英多。

* 如何找出失眠的原因

睡眠治疗，原则是建议先去找它的原因，一般接诊有睡眠问题的患者，要了解患者很多的情况，除了睡眠问题，还包括患者的生活背景。

（1）建议患者养成良好的睡眠习惯。

（2）去除病因，针对有些疾病，比如有关节炎的患者要去治疗关节炎，或者说有前列腺肥大的患者经常上卫生间，需把前列腺肥大给治好，若有疼痛还要把疼痛处理好。

（3）把干扰睡眠的药物放在白天吃、早上吃，不要晚上吃。

（4）用药的时候，也尽量遵循按需服用安眠药，真正有睡眠困扰的大多数人还是需要一些药物来调整的。现在的药物也比较多，安全性也比较高，要按照医生的嘱托来用药。

* 导致失眠的药物有哪些

导致失眠的药物有很多，如抗高血压药、激素类药、止喘的药，还有一些改善脑细胞功能的药。有些老年人出现记忆力减退，要吃改善智力的药物、改善痴呆的药物，这些药物可以导致失眠。有些利尿药物也会导致失眠，因为患者用了利尿药物后经常上厕所。治疗甲状腺的药、抗抑郁药、抗精神病的药物都会导致失眠。这类药尽量不要晚上服用，要白天服用。

晚上有睡眠的问题，如果对睡眠干扰比较大的可以搭配着用调节睡眠的药物；如果是入睡困难的可以用短效的睡眠药物；如果有早醒的症状，可以用中长效的睡眠药物，而且可以交换着使用从小剂量开始，按需服用。

* 服用失眠药的原则

第一，如果躺在床上 30 分钟仍不能入睡，可以起来服用一些安眠药。

第二，每天都有睡眠的问题，且预感到今天可能还会出现睡眠的问题，同时第二天又有更重要的事情，比如第二天要上班有重要的事情要做，可以预先服用安眠药。建议起床前 2 个小时之内不要服用安眠药，此时吃

高血压患者需要吃的降压药、利尿药，骨科或者风湿免疫科患者需要服用的激素，内分泌科治疗甲状腺需要吃的药等，都有可能导致睡眠问题。为了避免这些药物对睡眠造成干扰，尽量不要晚上服用。

了药以后更加干扰生物钟。晚上用药，不要超过 24 点，因为 24 点到凌晨 1 点这个时间段叫子午觉，是深睡眠比较多的时段。所以尽量在 24 点前服用。

* 服用安眠药会不会有副作用

老年人如果不睡觉对大脑记忆力是有损害的。此时用了安眠药以后，短期按需用，掌握好适应症，用对了是没有危害的，有的老年朋友能用 40 年，并没有出现记忆力下降的情况，所以服用安眠药与记忆力损害不是绝对划等号的。但是也不是没有任何的副作用，有些安眠药确实对记忆力有影响。有些老年人自身病比较多，比如高血压、糖尿病或者其他的慢性疾病，要不用安眠药这些病会变得越来越重，甚至导致更危险的后果，所以用安眠药会降低病情继续恶化的风险，因此此时要选择用安眠药。

* 通过什么判断晚上睡眠质量够不够好

第一，睡得快，入睡快，躺在床上如果在 10 分钟左右就能入睡或者不超过 30 分钟即可入睡。

第二，睡得深，这种深就是不易被惊醒。

第三，不起夜或者很少起夜，没有做梦的现象或者醒后对梦境没有太深的记忆。

第四，起床快，早晨起床以后感觉神清气爽。

如果上床 30 分钟内不能入睡可以服用安眠药。晚上用药尽量不要超过 24 点，第二天白天若有事情，清晨 5 点左右也尽量不要服用安眠药。

安眠药的副作用，可能会损伤记忆力。但是，有高血压、糖尿病等慢性病的失眠患者，服用安眠药有可能会降低慢性病发作的风险。